SHANNON THOMAS

Psychische Gewalt

SHANNON THOMAS

Psychische Gewalt

Wie Sie versteckten Missbrauch heilen und zurück ins Leben finden

Unimedica

Für
Hotstuff Thomas und Baby-face Thomas,
zwei Quellen der Freude in meinem Leben

INHALT

EINLEITUNG

In jeder Gemeinschaft gibt es toxische Menschen, die sich in Familien, Paarbeziehungen, Firmen und Gotteshäusern verstecken. Die heimtückische und rätselhafte Natur der psychischen Gewalt lässt einen Strom von Menschen zurück, die die Reste ihrer zerrütteten Emotionen, ihres zerbrochenen Selbstwertgefühls und ihrer Lebensfunktionen zusammensuchen müssen. Vielleicht kennen Sie das Gefühl, von den versteckten Handlungen eines Menschen in Ihrem Leben überwältigt zu werden. Wenn das zutrifft, dann sind Sie hier richtig. Menschen, die psychische Gewalt erlebt haben, können oft nicht klar beschreiben, was ihnen angetan wurde. Vielleicht befinden Sie sich in der Situation, dass Sie versuchen, eine Liebesbeziehung zu klären, bei der Sie sich wie ein Jo-Jo im ständigen Hin und Her der Gefühle befinden. Komm näher, hau ab. Und das Ganze wiederholt sich. Es könnten Ihre Familie oder Ihre Schwiegereltern sein, die Sie zum Sündenbock und Prügelknaben der Familie gemacht haben. Vielleicht erleben Sie Anzeichen von Trauer und beklagen den Verlust einer Beziehung, von der Sie dachten, dass sie zu Ihnen gehört. Missbrauchende können auch

Vorgesetzte oder Mitarbeiter sein, die scheinbar Vergnügen daran empfinden, Ihnen den Alltag zu vermiesen. Vielleicht haben Sie das Leid in einem Gotteshaus erfahren. Sie haben jegliche Vorsicht fallen lassen, nur um dann wiederholt zu erleben, dass Sie hinterrücks angegriffen wurden. Vielleicht sollen Sie sich schuldig fühlen, weil Sie für sich selbst einstehen.

Menschen, die versteckte psychische Gewalt erlebt haben, wissen, dass die Dinge nicht normal laufen. Sie fühlen es und manchmal können Sie sogar sichere Hinweis auf die Dysfunktion erkennen. In den meisten Fällen jedoch verhält es sich wie bei einer Schlange. Sie bewegt sich schnell und schlängelt sich davon, bevor man einen klaren Blick auf sie werfen kann. Vielleicht haben Sie versucht, anderen das Leid, das Ihnen zugefügt wurde, genau zu beschreiben. Ich wette, Sie klingen dabei oft so, als wären Sie außerordentlich bedürftig, kleinlich oder sogar paranoid. Betroffene dieser Art von Leid fühlen sich ohne eine konkrete Begrifflichkeit, mit der sie die Handlungen eines versteckten Täters beschreiben können, frustriert, weil sie nicht in der Lage sind, anderen die Augen zu öffnen für die Spiele, die gespielt werden. Dies geschieht, weil die meisten nichts über psychische Gewalt wissen. Solange man nicht genaue Kenntnisse hat, die nötig sind, um die Situation zu erklären, funktioniert der Plan der toxischen Person. Sie wollen den Missbrauch geheim halten. Sie halten ihr Verhalten absichtlich unter dem Radar der Öffentlichkeit verborgen. Wenn jemand versucht, sich dazu zu äußern, verlaufen die Klagen im Sand. Der Täter erscheint weiterhin „tadellos", das Opfer dagegen labil. Ich bin mir sicher, dass Sie das auch empörend finden. Psychische Gewalt ist vielleicht eine der am wenigsten erkannten Unrechtstaten unserer Zeit, denn es macht die Betroffenen unfähig, sogar sich selbst zu vertrauen. Es ist, als würde ihr Leben gewaltsam erschüttert werden, als würde man eine Schneekugel schütteln und alles wirbelt chaotisch herum.

Warum wird psychische Gewalt auch als versteckter Missbrauch bezeichnet? Das Verhalten des/der Täter(s) beinhaltet fortlaufende, sich wiederholende geheime Spiele, die von einer Einzelperson oder einer Gruppe von Menschen gegen eine Zielperson ausgeübt werden. Diese Handlungen sind so gut getarnt, dass ihr Gift häufig unbemerkt bleibt. Es ist ähnlich wie bei transparenten flüssigen Giftstoffen, die in ein Glas Wasser gegeben werden; man kann die Schädigung nicht sehen, bis der Körper nach längerem Einwirken auf das Gift reagiert. Das ist genau die Art und Weise, wie Täter bei psychischem Missbrauch vorgehen. Verdeckt, versteckt, hinterhältig und nicht wahrnehmbar sind alles Attribute ihres Verhaltens. Je weiter die Beziehung voranschreitet, desto ausgefeilter entwickelt sich auch das Spiel. Schließlich werden die Handlungen des Täters vielleicht deutlicher und deren Charakter manchmal offensichtlich. Wenn sich diese äußeren Anzeichen von Dysfunktion zeigen, sind die Opfer des Missbrauchs in der Regel am Boden zerstört. Sie sind erfolgreich so weit manipuliert worden, dass sie sich fragen, ob sie das Problem, vielleicht sie sogar die eigentlich toxische Person in der Beziehung sind.

Wenn Betroffene mit der Therapie beginnen, entscheiden sich viele dazu, weil sie an sich selbst arbeiten wollen.

Sie sind überzeugt, dass sie in einem stabileren Zustand nicht so schlecht behandelt werden würden. Die meisten Menschen, die bereit sind, in eine Beratung zu investieren, sind in der Lage, sich selbst zu reflektieren. Sie sind fähig, die schwierige Arbeit zu leisten, sich mit ihren eigenen negativen Verhaltensweisen auseinanderzusetzen. Psychisch Missbrauchende setzen darauf, dass sich der andere verändert, denn sie selbst würden es nie tun. Später werde ich darauf zurückkommen und erklären, warum dies so ist. Im Moment möchte ich, dass Sie wissen, dass alle Menschen, die einem versteckt Missbrauchenden begegnet sind, sich irgendwann selbst die Schuld geben. Der Grund, warum der Einzelne die Schuld auf sich nimmt, liegt in seiner Annahme, dass er von seiner Familie, seinen Lieben, seinen Kollegen oder seiner Kirchengemeinde nicht so schlecht behandelt würde, wenn wirklich alles mit ihm völlig in Ordnung wäre. Im Umfeld von psychischer Gewalt kann das Ausmaß an Selbsthass, das die Zielperson erlebt, überwältigend sein. Die Wahrheit herauszufinden ist Teil des Prozesses, um die massiven Lügen, die von dem Täter gesponnen werden, zu entwirren.

Als Therapeutin hatte ich das Privileg, viele Menschen während ihres Heilungsprozesses zu begleiten. Es ist für mich eine große Ehre, im Leben dieser Menschen willkommen zu sein. Während unseres gemeinsamen Weges durch das Material dieses Buches werde ich Themen und Konzepte, die allgemein innerhalb der Community zur Bewältigung von psychischer Gewalt bekannt sind, sowie Informationen aus einem Forschungsprojekt, das ich als Co-Forscherin abgeschlossen habe, mit Ihnen teilen. Aus tiefem Respekt für die Menschen, die mir die intimen Details ihres Lebens anvertraut haben, werde ich keine Geschichten realer Menschen als Beispiele heranziehen. Selbst wenn ich identifizierende Informationen herausnähme, wäre es nicht richtig, ihre Erfahrungen als Beispiele zu nutzen. Ich werde vielmehr fiktive Geschichten beleuchten, um die Muster zu zeigen, die es bei der Anwendung von psychischer Gewalt gibt. Es ist sehr hilfreich, die Verbindung zwischen dem, was Sie vielleicht erleben, und dem, was andere Menschen durchlebt haben, zu erkennen, um selbst Heilung zu finden.

Sie sind nicht der einzige Mensch, der einige der bizarrsten menschlichen Verhaltensweisen erlebt hat. Es ist wichtig für Sie, diese Wahrheit zu kennen.

Viele fragen sich, wie sich psychische Gewalt und emotionaler Missbrauch unterscheiden. Ist es vielleicht ein und dasselbe? Für mich sind es eindeutig zwei unterschiedliche Formen von Missbrauch. Ich glaube, dass Menschen zwar emotional missbräuchlich sein können, aber trotzdem Mitgefühl für andere haben. Ein Beispiel? Familienmitglieder, die mit einer Sucht kämpfen, schaden anderen, wenn sie ihre Sucht ausleben. Zum Kern ihrer Persönlichkeit gehört eigentlich die Sorge um andere, aber sie wird durch den Schleier eines drogen- oder alkoholkontrollierten Lebens verdeckt. Sie schaden anderen, während sie sich selbst in einem lebensbedrohlichen Zustand befinden. Sobald sie von der Sucht geheilt sind sind und diese vollständig bekämpft haben, sind die meisten dieser Menschen in der Lage, den Schaden, den sie verursacht haben, aufrichtig wiedergutzumachen. Andererseits schädigen psychisch Missbrauchende andere nicht aus einem beeinträchtigten Urteilsvermögen heraus, sondern weil sie die Kontrolle genießen, die sie durch den Missbrauch von Menschen gewinnen. Schockierend, nicht wahr? Es ist oft schwer zu begreifen, dass es solch widerwärtiges menschliches Verhalten in der Welt gibt. Ich versichere Ihnen, dass dies der Fall ist, und wahrscheinlich wissen Sie es längst. Psychisch Missbrauchende spielen mit ihren Opfern und wissen genau, was sie tun. Einige geben sogar zu, dass sie es genießen, der Marionettenspieler zu sein und Menschen zu ihrer eigenen Unterhaltung aus dem Gleichgewicht zu bringen. Andere geben es nicht nach außen hin preis, aber ihr Vergnügen zeigt sich durch ein lässiges Grinsen oder ein gehässiges In-sich-Hineinlachen.

Wenn Sie dieses Buch gewählt haben, treffen wahrscheinlich ein paar der folgenden Vermutungen auf Sie zu. Das Cover oder der Titel des Buches ist Ihnen aufgefallen oder Sie sind interessiert, mehr über den Heilungsprozess von psychischer Gewalt zu erfahren. Vielleicht stimmen alle drei Vermutungen. Es mag andere Gründe geben, warum die Heilung von verstecktem Missbrauch ein notwendiges Thema ist. Die Wahrheit ist, dass es überall toxische Menschen gibt. Zu viele Menschen wurden von einem Missbrauchenden in ihrem Leben erschüttert. Es gibt nur wenige Anlaufstellen, an die man sich für therapeutische Unterstützung bei der Verarbeitung des Schmerzes, den der psychische Missbrauch hinterlässt, wenden kann. Einige verbergen ihren Schmerz besser als andere, aber alle Opfer des Missbrauchs leiden auf irgendeine tief greifende persönliche Art und Weise.

Die meisten Menschen haben keine Ahnung, dass der versteckte Missbrauch direkt vor ihrer Nase stattfindet. Er wird von Personen begangen, die man nie verdächtigen würde, Missbrauch zu begehen. Dadurch, dass der Schaden im Verborgenen stattfindet, sind die Betroffenen am Boden zerstört.

Die Mehrheit der Menschen, die psychische Gewalt erlebt haben, glaubt nicht daran, jemals die erste Stufe der Heilung (*Verzweiflung*) zu überstehen. Die erste Stufe der Heilung ist von Einsamkeit geprägt. In emotionaler Hinsicht entspricht es dem Gefühl von trockenen, müden Knochen. Betroffene beschreiben diese Zeit als einen Zustand, in dem sie sich völlig ausgemergelt fühlen, ohne Freude und Energie. Können Sie diesen Zustand nachvollziehen? Die Zeiten, in denen man vor Energie nur so sprühte und klar im Kopf war, sind schon lange vorbei, vielleicht hat es diese Zeiten wegen eines Missbrauchs in der Kindheit auch nie gegeben. Gute Gefühle wurden durch Angst ersetzt und eventuell durch ein ständiges Gefühl der Traurigkeit. Hört sich nicht spaßig an, oder? Ist es auch nicht. Ich hoffe, dass Sie weiterlesen, wenn Sie sich im Zustand der Verzweiflung befinden. Es gibt ein Leben nach dem psychischen Missbrauch. Ich weiß, dass es jetzt vielleicht nicht danach aussieht. Wenn ich Sie bitten könnte, mir zu vertrauen, würde ich es tun. Ich weiß: Wenn sich Ihr Lebensweg mit einem Missbraucher gekreuzt hat, hat das Vertrauen längst Ihren emotionalen Werkzeugkasten verlassen. Ich verstehe das vollkommen. Trotzdem, halten Sie durch! Mal sehen, wie Sie sich am Ende der Heilungsstufen fühlen.

Als ich mit dem Schreiben dieses Buches begann, wusste ich, dass es tausend Dinge gibt, über die ich zu diesem Thema sprechen könnte. Ich bin mir bewusst, dass es wichtig ist, so schnell wie möglich zum Kern der Wahrheit zu gelangen, wenn jemand Informationen über die Heilung von versteckter psychischer Gewalt sucht. Wenn Sie dieses Buch in die Hand genommen haben, weil Sie sich fragen, was in aller Welt Ihnen in einer speziellen Beziehung in Ihrem Leben widerfahren ist, dann heiße ich Sie hier willkommen! Jetzt ist der perfekte Zeitpunkt, um tief durchzuatmen, die Muskeln so weit wie möglich zu entspannen, und, wenn jetzt Tränen kommen, diese zuzulassen. Tränen machen uns keine Angst. Männer weinen, Frauen weinen. Es ist alles gut. Wenn Sie wie ich nicht wirklich weinen können, ist das auch okay. Dies ist ein Raum und ein Platz, an dem Sie Sie selbst sein können. Wenn Sie sich im Strudel eines emotionalen Sturms befinden, ist es wichtig, einen ruhigen Platz zum Heilen zu finden. Ich hoffe, dass dieses Buch Ihnen auf Ihrem Weg der Genesung in irgendeiner Weise helfen wird.

Vielleicht haben Sie das Gefühl, dass Sie eine Rolle in dem gestörten Verhältnis gespielt haben. Wir werden uns das später bei den sechs Stufen der Heilung genauer ansehen. Sie könnten der Ansicht sein, dass in einer Beziehung jeder zur Hälfte die Verantwortung trägt. Das ist nicht unbedingt richtig und ganz sicher nicht, wenn eine Person klinisch toxisch ist. Es wird Aspekte Ihrer Rolle in der Beziehung geben, die wir uns ansehen und ansprechen müssen. Als Therapeutin habe ich bisher fast jedem Klienten gesagt: „Pass auf deine Zehen auf, ich trete gleich auf sie." Das liegt daran, dass es bei der Therapie nicht nur darum geht, über den gemeinen Menschen und alles, was er oder sie völlig Inakzeptables getan hat, zu reden. Natürlich verbringen wir Zeit damit, den Kopf über die unglaubliche Arroganz zu schütteln, mit der psychisch missbrauchende Menschen ihr Leben führen. Ab einem bestimmten Punkt müssen wir uns an die Arbeit machen und zur Heilung übergehen. Über die schmutzigen Dinge zu reden, gehört zur Genesung. Auf die Zehen getreten zu werden, ist Teil der Reise. Aber jegliche therapeutische Arbeit muss und wird mit Freundlichkeit und größtem Respekt erfolgen. Das verspreche ich Ihnen für den Verlauf dieses Buches.

Kein Buch, Übungsbuch, Blog-Eintrag oder Meme wird für jeden alle Aspekte abdecken. Gemeinsam können sie aber dazu beitragen, das Chaos, das durch den Kontakt mit toxischen Menschen entsteht, zu verstehen. Meine Absicht ist es, Ihnen den Prozess zu verdeutlichen, den Menschen durchlaufen, wenn sie mich als Therapeuten aufsuchen. Es transportiert keine therapeutische Beziehung zu jedem einzelnen Leser. Wenn Sie glauben, dass die Arbeit mit einem Therapeuten hilfreich sein könnte, möchte ich Sie ermutigen dies zu tun. Sie können sich auch an einen Lebensberater wenden, der sich auf diese Art von Misshandlung spezialisiert hat. Ich weiß, dass es schwierig sein kann, jemanden zu finden, der psychische Gewalt versteht. Deshalb habe ich einige vertrauenswürdige Quellen im hinteren Teil des Buches angegeben.

In meiner Privatpraxis habe ich mich auf die Arbeit mit Überlebenden psychischer Gewalt spezialisiert. Während meiner langjährigen Arbeit in diesem Bereich konnte ich sechs Stufen erkennen, die meiner Meinung nach alle Überlebenden durchlaufen, wenn sie von toxischen Begegnungen heilen. Der von Ihnen erfahrene Missbrauch kann in Ihrer Herkunftsfamilie, in einer Liebesbeziehung, innerhalb einer Gruppe von Freunden, am Arbeitsplatz oder in einem Gotteshaus bzw. einer kirchlichen Einrichtung stattgefunden haben.

Die sechs Stufen der Heilung von psychischer Gewalt sind unabhängig davon, wo der Missbrauch stattgefunden hat.

Ich finde es interessant, dass die Heilungsprozesse für diese Form des Missbrauchs sich bemerkenswert ähneln ohne dass der Ort des Missbrauchs eine Rolle spielt. Das liegt daran, dass die Täter gemeinsame Charakterzüge haben. Viele von uns in der Community zur Bewältigung von psychischer Gewalt machen traurige Witze darüber, dass es offensichtlich ein krankes Handbuch für psychischen Missbrauch geben müsse, das die Runde macht. Wir sagen das, weil viele Verhaltensweisen bei psychischem Missbrauch exakt gleich sind, unabhängig von Rasse, Alter, Geschlecht, sexueller Orientierung, Herkunft und Sprache. *Stufe Zwei: Aufklärung* soll Ihnen speziell dabei helfen, die missbräuchlichen Verhaltensweisen zu entschlüsseln, die am häufigsten bei versteckter psychischer Gewalt zu beobachten sind. Es ist ein sehr starker Moment, wenn jemand, der sich noch nicht lange im Heilungsprozess befindet, erkennt, dass er nicht „verrückt" ist. Diese Form des Leids ist wie ein sich ständig veränderndes Labyrinth. Sobald die Betroffenen das Muster erkennen, ändern die Täter abrupt ihre Taktik. Die Opfer sind erneut verloren bei der Suche nach der Wahrheit. Wenn Sie die nötigen Kenntnisse haben, wird Ihr Selbstvertrauen wachsen. Das ist eine gute Sache, denn wir können nicht von dem geheilt werden, was wir nicht anerkennen können oder wollen.

Eine weitere Annahme in diesem Buch geht davon aus, dass einige meiner Leser sich schon seit Jahren auf dem Weg der Heilung befinden. Einige Leute sind mitten im Prozess, sie haben etwas Wissen, brauchen aber mehr. Es werden auch Frauen und Männer dabei sein, die das Gefühl haben, bildlich gesprochen mitten in einen tobenden Ozean geworfen zu sein und selbst nicht herauszufinden. In ihrer Verwirrung schwimmen viele Menschen vielleicht eher auf den Grund des Ozeans als aufzutauchen, um Luft zu holen. Das kann eine sehr beängstigende Lebenssituation sein. Haben Sie Geduld. Ich hoffe, dass die Arbeit durch die sechs Stufen der Heilung Ihnen helfen wird, wieder frische Luft zu finden, die Sie zum Leben brauchen.

Zu erkennen, dass man Teil einer missbräuchlichen Beziehung war, ist ein Prozess. Psychische Gewalt hinterlässt keine Blutergüsse. Es gibt keine gebrochenen Knochen. Es gibt keine Löcher in den Wänden. Die Prellungen, Brüche und Löcher befinden sich verkapselt im Inneren der Überlebenden. Der Täter will es genau so. Sich die Hände nicht schmutzig zu machen und selbst sein Bild in der Öffentlichkeit zu entwerfen, sind Kennzeichen der Täter psychischer Gewalt. Ein vollständiges Verständnis der genauen Funktionsweise der Täter hilft den Überlebenden, wieder zu Atem zu kommen. Aufklärung wird das Verwirrspiel stoppen. Das klingt wahrscheinlich ziemlich verheißungsvoll für Sie. Dieses Wissen kann Ihnen helfen, zukünftige toxische Menschen sowie die Warnsignale, die sie aussenden, zu erkennen. Manche Signale sind kaum wahrnehmbar. Wenn Sie einmal den Heilungsprozess durchlaufen haben, werden Sie sie erkennen. Machen Sie sich keine Sorgen. Es ist unwahrscheinlich, dass Sie wieder von einem verdeckten (versteckten) oder offenen (aggressiven) Missbraucher zur Seite gefegt werden. Niemand will von einer Beziehung mit solch einem Individuum zur nächsten wechseln. Dieser Kreislauf muss aufhören, und das kann durch Heilung geschehen.

Es vergeht kein Tag, an dem mir nicht eine Person begegnet, die sich fragt, wie es dazu kommen konnte, dass sie in ein derartiges Beziehungschaos geraten ist. Einer der großen Aha-Momente kommt, wenn die Leute merken, dass sie gezielt angesprochen wurden. Ja, Sie wurden entdeckt und ausgewählt. Es gibt viele Gründe, warum das so ist, und wir werden später noch genauer darauf eingehen. Menschen, die psychische Gewalt anwenden, legen es darauf an, andere zu täuschen, und sie wissen genau, was sie tun. Sie wissen tatsächlich besser als jeder andere, welche Lügen sie erzählen, welche Spiele sie spielen und welche Freude es ihnen bereitet, andere zu kontrollieren. Sie mögen mir vielleicht nicht zustimmen und sich fragen, ob Sie nur Opfer ihrer eigenen Lebensumstände sind. Während wir uns zusammen auf den Weg machen, hoffe ich, dass ich Ihre Meinung in dieser Hinsicht ändern kann. Ja, ich möchte, dass Sie einen anderen Standpunkt einnehmen können. Ich möchte das tun, weil ich fest davon überzeugt bin, dass die Opfer, solange sie nicht tief in ihrer Seele wissen, dass man willentlich zum Täter wird, weiterhin Mitleid mit den toxischen Menschen haben werden. Diese mentale Falle hat keinen Platz im Heilungsprozess. Wir können kein Mitleid für diejenigen empfinden, die uns absichtlich schaden. Wenn wir das tun, werden wir uns nicht von ihren schweren Ketten befreien. Mitleid ebnet den Weg für Entschuldigungen, und Entschuldigungen erweichen das Herz eines jeden. Das ist ein Teil des menschlichen Befindens. Es ist das zweischneidige Schwert des Mitgefühls. Diejenigen, die ins Visier genommen wurden, sind oft sehr einfühlsame Menschen. Sie identifizieren sich vielleicht darüber, sensibel zu sein. In der Community nennt man diese Menschen Empathen. Der Tanz zwischen einem Empathen und einem Täter wird bestimmt durch Kontrolle, Psychospiele und Spott. Deshalb ist Aufklärung ein so wichtiger Schritt im Heilungsprozess. Die Sanftheit von Empathen wird von psychisch missbrauchenden Tätern immer wieder gegen sie verwendet.

In *Psychische Gewalt – Wie Sie versteckten Missbrauch heilen und zurück ins Leben finden* haben wir eine Menge Material, mit dem wir uns beschäftigen müssen. Es wäre schön, wenn Sie sich nicht gedrängt fühlen, das Buch schnell von vorne bis hinten durchzuackern. Ich genieße es, Bücher langsam zu lesen und über die Worte, die ich gelesen habe, nachzudenken. Oft setze ich mich mit einem Stift hin und unterstreiche Schlüsselwörter oder Sätze, die mir auffallen. So kann ich später zurückblättern und mich an die entscheidenden Stellen, die für mich wichtig waren, erinnern. Ich möchte Sie ermutigen, dasselbe auch mit diesem Buch zu tun. Wenn Sie sich durch dieses Material durchgearbeitet haben, sollten Sie vielleicht in Erwägung ziehen, das Buch ein zweites Mal zu lesen, und sich die Zeit nehmen, mit etwas mehr Ruhe darüber nachzudenken. Am Ende dieses Buches finden Sie auch ein Tagebuch für Ihre eigenen Reflexionen und persönlichen Erfahrungen. Die Fragen in diesem Tagebuch sind dafür gedacht, allein oder in einer kleinen Gruppe bearbeitet zu werden. Es ist Ihnen überlassen, wie Sie dieses Material am besten nutzen. Ich hoffe wirklich, dass Sie sich mit den Fragestellungen dieses Buches auseinandersetzen. Was meine ich damit konkret? Schreiben Sie die Ideen auf, die Ihnen beim Lesen in den Kopf kommen. Notieren Sie Ihren Widerspruch, wenn Sie auf etwas stoßen, das nicht auf Sie zutrifft. Rufen Sie laut „Oh ja!“, wenn Sie etwas lesen, womit Sie völlig übereinstimmen. Ich bin aus Texas, also könnten Sie auch ein „Oh ja, Leute!“ einwerfen, wenn Sie Lust dazu haben, aber fühlen Sie sich nicht dazu gedrängt, den Südstaaten-Slang anzunehmen. Nehmen Sie einfach eine aktive Rolle beim Lesen ein. Saugen Sie die Wörter nicht einfach passiv auf. Bei jemandem, der Kontakt mit einem psychisch missbrauchenden Täter hatte, war Passivität notwendig, damit diese Beziehung funktionierte. Ihre Genesung lebt von einer Haltung, die sich dagegen wehrt, emotional fertiggemacht zu werden und mit gesenktem

Blick durch die Welt zu laufen. Ihre Heilung besteht darin, aufrecht zu stehen, den Leuten in die Augen zu schauen und ruhig zu sagen: „Ich habe meine eigene Meinung und es ist okay, wenn Sie anderer Meinung sind." Lesen Sie dieses Buch in dieser starken Haltung. Ich möchte, dass Sie Ihre innere Stärke finden. Eine starke Persönlichkeit bedeutet eine Herausforderung für den Täter. Wissen Sie was? Genau das ist mein Ziel! Ich will, dass jeder, der dieses Buch liest, zur reinsten Folter für jeden zukünftigen Missbraucher wird.

Wie ich bereits sagte, ist es mein Wunsch, den Prozess, den meine Klienten durchlaufen, so gut wie möglich zu beleuchten. Ich werde Schritt für Schritt zeigen, wie ich mit einem neuen Klienten arbeite. Als Therapeutin, die sich auf die Heilung von versteckter psychischer Gewalt spezialisiert hat, bin ich mit Männern und Frauen durch den therapeutischen Prozess gegangen, der stattfinden muss, damit Menschen gesunden und vorangehen können. Vielleicht wissen Sie nicht einmal, ob Sie Teil einer toxischen Beziehung waren. Ich möchte, dass dieses Buch Ihnen als Hilfsmittel dient. Wenn Sie nach der Lektüre herausfinden, dass Sie nicht in einer psychisch missbrauchenden Beziehung sind oder sich nicht in einer solchen befunden haben, dann war es keine Zeitverschwendung. Sie werden dann sehr genau wissen, wie solch eine Beziehung aussieht. Dieses Wissen kann Ihnen helfen, Ihr Leben zu leben. Vielleicht fühlen Sie sich aufgefordert, die Informationen mit einem geliebten Menschen zu teilen, der in einer toxischen Verbindung gefangen ist. Je mehr Menschen die Anzeichen von psychischer Gewalt kennen, desto besser. Die Täter zählen darauf, dass sie nie wegen ihres Verhaltens zur Rechenschaft gezogen werden. Sie glauben, dass sie alle um sich herum zum Narren halten können. Sie brüsten sich oft offen damit. Das kollektive gesellschaftliche Wissen über diese Form des Missbrauchs wird einen Unterschied machen. Je länger psychische Gewalt im Dunklen bleibt, desto häufiger wird das Leben von Menschen im Stillen nach und nach zerstört.

FORSCHUNGSPROJEKT 2016

Untersuchung von Mustern psychischer Gewalt

Ein paar Hintergrundinformationen, wie es zu diesem Buch kam: Im Januar 2016 hatte ich die Gelegenheit, als Co-Forscherin des Forschungsprojekts *Examining Patterns of Psychological Abuse* mitzuwirken. Dafür bin ich der Leiterin des Forschungsprojekts, Dr. Aesha John von der Texas Christian University (TCU), nachhaltig dankbar, ebenso der Leitung der Abteilung für Sozialarbeit der TCU, die uns unterstützt und ermutigt hat. Im Laufe dieses Buches werde ich einige der Forschungsergebnisse, die relevant für unser spezifisches, hier diskutiertes Thema sind, weitergeben. Ich freue mich, das Projekt abgeschlossen zu haben und die Daten in die sechs Stufen der Heilung, die die Grundlage dieses Buches bilden, einbeziehen zu können. Wenn Sie Forschungsergebnisse todlangweilig finden, überspringen Sie diesen Abschnitt einfach und gehen Sie zum nächsten Kapitel über. Das verletzt meine Gefühle nicht. Vielleicht kommen Sie später noch einmal darauf zurück und finden etwas Interessantes. Wenn die Daten Sie allerdings faszinieren, dann lassen Sie uns zusammen einen Blick darauf werfen.

Zum Forschungsprojekt gehörte eine Online-Befragung, deren Teilnehmer wir über Social-Media-Beiträge rekrutierten. Die Teilnehmer wurden gebeten, anonym Angaben zu den folgenden demografischen Kriterien zu machen:

- Alter
- Geschlecht
- Ethnizität
- Wie ist/war der Täter mit Ihnen verwandt?
- Wann waren Sie in dieser Beziehung?
- Haben Sie noch Kontakt zu der missbrauchenden Person?

623 Personen nahmen an der Studie teil. 38 % waren im Alter von 41–50 Jahren, 23 % waren 51–60 und 20 % waren 33–40. Die restlichen Prozentsätze lagen außerhalb dieser Bereiche.

96 % Prozent der Teilnehmer waren Frauen, 4 % Männer und 0 % Transgender. Wie Sie sehen können, gab die Mehrheit der Teilnehmer unserer Studie als Geschlecht weiblich an. Ich glaube, dass weit mehr Männer psychische Gewalt erlebt haben, als in unserer Studie wiedergegeben wird. Ich habe es aus erster Hand in meiner Beratungspraxis miterlebt. Erfahrungsgemäß waren die Hälfte meiner Klienten, die psychischen Missbrauch erfahren haben, Männer. Ich bin der Meinung, dass weitere Untersuchungen durchgeführt werden sollten, um den betroffenen Männern eine deutlichere Stimme zu diesem Thema zu geben. Für den Moment möchte ich den Herren da draußen sagen, dass wir

wissen, dass ihre Erfahrungen genauso verletzend und zerstörerisch sind wie die der Frauen. In der Regel sprechen Männer oft nicht über das, was hinter verschlossenen Türen passiert. Wir in der Bewältigungs-Community wissen, dass es Sie gibt, und wir möchten Ihre Geschichten mit Ihnen würde- und respektvoll teilen.

In der Kategorie Ethnizität wählten 87 % Weiße (Nicht-hispanische Weiße), 5 % Hispanoamerikaner und 3 % Afroamerikaner. Wie beim Geschlecht ist mir bewusst, dass dies eine unserer Studie inhärente Verzerrung ist, die auf den Rekrutierungsmethoden basiert, die von meinen beruflichen Social-Media-Kontakten verwendet werden. Es sollten weitere Forschungsstudien durchgeführt werden, um ein breites Spektrum zu erhalten, wie weit der psychische Missbrauch in unserer Kultur reicht. Ich weiß aus meiner Praxis und aus dem, was bei Online-Selbsthilfe-Gruppen beobachtet werden kann, dass psychische Gewalt Menschen aller ethnischen Gruppen und Nationalitäten betrifft.

Was den zeitlichen Rahmen des Missbrauchs betrifft: 52 % der Befragten sind derzeit in einer missbräuchlichen Beziehung oder waren es innerhalb der letzten zwei Jahre, 22 % vor zwei bis fünf Jahren und die drittgrößte Gruppe mit 14 % vor mehr als 15 Jahren. Dies ist eine interessante Streuung, die zeigt, wann die Betroffenen sich in ihren Beziehungen zu den Tätern befanden.

Ich werde später auf die Daten zurückkommen und aufzeigen, wie die Teilnehmer mit den Tätern in Beziehung standen und ob sie noch Kontakt haben. Diese Fragen bedürfen einer ausführlicheren Erklärung, als ich sie an dieser Stelle geben möchte. Aber wir werden dazu kommen.

Im narrativen Teil der Studie wurden die Menschen gebeten, mit ihren eigenen Worten Antworten auf folgende Fragen zu geben:

- Bitte beschreiben Sie anhand konkreter Beispiele, was Sie tun, um vor, während und/oder nach dem Kontakt mit der missbrauchenden Person emotional sicher und gesund zu bleiben – (295 individuelle Antworten).
- Bitte beschreiben Sie anhand konkreter Beispiele, was für Sie der Wendepunkt war, mit der missbrauchenden Person in den „Kein-Kontakt" überzugehen (Kein-Kontakt bedeutet, dass ein Opfer in keiner Form mit dem Täter in Kontakt steht) – (296 individuelle Antworten).
- Bitte geben Sie konkrete Beispiele an, in welcher Form Sie Unterstützung hatten. Die Unterstützung kann informell (z. B. Freunde, andere Betroffene) oder formell (z. B. Therapie) sein – (597 individuelle Antworten).
- „Gaslighting" bedeutet, dass die missbrauchende Person versucht, die Fakten von Gesprächen oder Ereignissen so zu verändern, dass das Opfer das Vertrauen in seine eigene Erinnerung verliert. Wenn Sie dies erlebt haben, nennen Sie bitte konkrete Beispiele, wann Sie Gaslighting erlebt haben – (548 individuelle Antworten).
- „Fliegende Affen" ist ein Begriff, der die Personen beschreibt, die einen Täter umgeben und seine „Drecksarbeit" absichtlich oder unbewusst erledigen. Wenn Sie dies erlebt haben, geben Sie bitte konkrete Beispiele an,

wann Sie Erfahrung mit fliegenden Affen gemacht haben – (483 individuelle Antworten).

- „Schmierkampagne" bezeichnet die Situation, wenn Lügen, Gerede sowie Triangulierung von der missbrauchenden Person benutzt werden, um einzelne Personen oder Gruppen gegen ein Opfer aufzubringen. Wenn Sie dies erlebt haben, geben Sie bitte konkrete Beispiele dafür an, wie Ihr Täter eine Schmierkampagne gegen Sie eingesetzt hat – (527 individuelle Antworten).
- „Love Bombing" bezeichnet die Situation, wenn eine schädliche Person kalkuliert positive Zuwendung benutzt, um die Emotionen und Erwartungen des Opfers in Bezug auf Zuneigung in der Beziehung zu manipulieren. Dies geschieht in der Regel zu Beginn der Beziehung. Wenn Sie dies erlebt haben, teilen Sie bitte konkrete Beispiele mit, wie Ihr Täter Love Bombing eingesetzt hat – (497 individuelle Antworten).
- „Hoovering" bedeutet, dass die toxische Person versucht, das Opfer dazu zu bringen, sich wieder auf die Beziehung einzulassen, indem sie erneut Kontakt mit dem Opfer aufnimmt. Das Hoovering kann sowohl positive als auch negative Aufmerksamkeit seitens der toxischen Person sein, indem sie das Opfer z. B. in einen Streit verwickelt etc. Wenn Sie dies erlebt haben, geben Sie bitte konkrete Beispiele dafür an, wie Ihr Täter Hoovering eingesetzt hat – (504 individuelle Antworten).
- Wenn Ihr Täter Spiritualität oder religiöse Überzeugungen als Manipulation benutzt hat, um Sie in der Beziehung zu halten, geben Sie bitte konkrete Beispiele an – (399 individuelle Antworten).

Wenn Sie sich noch nicht lange im Heilungsprozess befinden, können Ihnen einige der Begriffe, die Dr. John und ich im Forschungsprojekt verwendet haben, fremd sein. Das ist völlig in Ordnung. In *Stufe 2: Aufklärung* werde ich auf jeden dieser Begriffe und einige weitere eingehen. Ich werde auch fiktive Beispiele anführen, die auf den zahlreichen Geschichten basieren, denen ich begegnet bin. Ich möchte Ihnen einen Teil des Forschungsprojekts erläutern, damit Sie einen Eindruck davon bekommen, wie dieses Buch entstanden ist, und Ihnen einige der Daten darlegen, die wir bei der Studie ermittelt haben. Ich werde keine konkreten Details aus den Geschichten der Teilnehmer mitteilen. Vielmehr bleibe ich bei den Themen, die sich daraus ergeben haben. Alle Teilnehmer konnten ihre Umfragen vertraulich ausfüllen. Selbst bei diesem Maß an Datenschutz bleiben die Geschichten ihre eigenen. Die kollektive „Stimme“, die wir gehört haben, wird hervorgehoben, und ich werde mich auf das der psychischen Gewalt zugrunde liegende Muster konzentrieren. Ich konnte genau die gleichen Charakteristika in meiner privaten Beratungspraxis wie auch innerhalb des Forschungsprojektes beobachten. In jedem Fall sind psychische Misshandlungen konsistent in ihrer Art des Missbrauchs.

DIE GRUNDLAGEN PSYCHISCHER GEWALT

ÜBERLEBENDE

Wenn wir nun mit dem Heilungsprozess beginnen, möchte ich zuvor darauf hinweisen, dass ich die von psychischer Gewalt betroffenen Menschen im Folgenden als „Überlebende“ bezeichne. Warum ich das tue? Es gehört zum üblichen Sprachgebrauch der Unterstützer, die sich in der Community zur Bewältigung von psychischem Missbrauch engagieren, und sie tun dies aus gutem Grund.

Die Definition des American Heritage Dictionary für „Survivor“ lautet:

> ÜBERLEBENDE/R: *Am Leben bleiben; trotz schwieriger Umstände oder Traumata weitermachen; ausharren, funktions- oder einsatzfähig bleiben, länger leben als; überleben, ausharren oder einsatzfähig bleiben durch, umgehen mit einem traumatischen Ereignis oder einem Rückschlag und ausharren.*

Diese Beschreibung gefällt mir. Ich mag die Worte „weitermachen“, „durchhalten“ und „funktionsfähig bleiben“. Ich weiß, dass Sie sich im Moment nicht sehr funktionsfähig fühlen. Ich glaube allerdings, dass Sie vielleicht doch besser funktionieren, als Sie es selbst glauben, wenn man bedenkt, dass Sie einen Weg gefunden haben, auf dieses Buch aufmerksam zu werden, es zu kaufen und sich hinzusetzen, um das Material durchzulesen. Sich jeden Tag dem Leben zu stellen bedeutet zu funktionieren. Ich verstehe, dass Sie sich wahrscheinlich gesünder fühlen wollen, als sie es zurzeit tun, und dass Sie sich an eine bessere Zeit vor dem Missbrauch erinnern können. Vielleicht geschah Ihr Missbrauch in der Kindheit, sodass Sie nichts anderes kennen, als emotional geschädigt zu sein. Selbst dann spüren die Überlebenden, dass sie für ein qualitativ besseres Leben bestimmt sind, als sie es bisher erlebt haben. Sie sehnen sich tief in ihrem Inneren danach.

Ich benutze den Begriff „Überlebende", um zu beschreiben, was manche als Opfer bezeichnen würden. Ich hoffe, Sie können das Wort „Überlebende" annehmen, denn es ist als Anerkennung gemeint. Es mag seltsam erscheinen, sich selbst als Überlebenden zu sehen. Man könnte denken: „Was habe ich überlebt? Ich schaffe es kaum noch jeden Tag." Wenn es sich unangenehm anfühlt, bitte ich Sie, erst einmal darüber hinwegzusehen und weiterzulesen. Am Ende werden Sie sich vielleicht besser mit der eigentlichen Bedeutung des Wortes identifizieren können. Für mich sind diejenigen, die in psychisch missbrauchenden Beziehungen waren, nicht nur Opfer. Sie sind Menschen, die gelernt haben, eine heimtückische Form des Missbrauchs zu überwinden. Sie stehen am Ende des Heilungsprozesses als stärkere und oft selbstbewusstere Menschen da. Ich würde aber niemals so weit gehen zu behaupten, dass Überlebende den Tätern dankbar sein oder Missbrauch als Geschenk betrachten sollten. Einige Leute unterstützen diese Art des Denkens, aber ich finde es schädlich. Ich glaube, es motiviert destruktive Menschen zusätzlich bei ihrem emotionalen Amoklauf.

Jedes persönliche Wachstum, das nach dem Missbrauch erfolgt, ist ein Zeugnis für die Stärke des Überlebenden.

Ich sah kürzlich im Internet ein Meme, in dem stand: „Ich wollte nur einen Seelenverwandten. Ich wollte keinen Abschluss in Psychologie." Es brachte mich zum Lachen, denn um psychische Gewalt genau zu verstehen, muss man Persönlichkeitsstörungen erkennen. Diese Störungen werden bei der Weiterbildung von Therapeuten und Ausbildungsprogrammen im Bereich der Sozialarbeit oft nur gestreift. Ich versichere Ihnen, es gibt mehr Überlebende, die wissen, was psychische Gewalt bedeutet, als Therapeuten, die diese Form des Missbrauchs wirklich „kapieren". Wenn Sie ein Überlebender sind, der versucht hat, sich Beratung zu holen, entweder zusammen mit dem Täter oder allein, dann wette ich, dass nur wenige von Ihnen besonders gute Erfahrungen gemacht haben. Einige Therapien haben sich ebenfalls als missbräuchlich erwiesen. Wenn Sie genau wissen, wovon ich spreche, bitte ich Sie stellvertretend für diese Therapeuten um Entschuldigung. Einige wussten einfach nicht, womit sie es zu tun hatten, und andere sind selbst missbrauchend. Toxische Menschen findet man überall, selbst im Bereich der psychischen Gesundheit. Die Beratung kann eine wunderbare Quelle für Überlebende sein. Bitte suchen Sie weiterhin in Ihrer Umgebung nach jemandem, der entweder weiß, was psychische

Gewalt bedeutet, oder der bereit ist, entsprechendes Wissen zu erwerben, um für die Sitzungen mit Ihnen vorbereitet zu sein. Das Wissen innerhalb der Beratungswelt muss einheitlich sein, was die Aufklärung der Therapeuten über die Anzeichen von psychischer Gewalt und die Behandlung von Überlebenden betrifft. Ich kann Ihnen versichern, dass viele Unterstützer tun, was sie können, um die notwendigen Veränderungen voranzutreiben.

Bevor wir unseren Weg über die Stufen der Heilung beginnen, möchte ich betonen, dass es mir eine Ehre ist, Sie zu begleiten und ein Teil Ihrer Genesung zu sein. Ich liebe meine Arbeit in jeder Hinsicht. Es ist mir eine Freude, wenn Klienten in mein Büro kommen, sich ein Wasser oder Soda aus dem Kühlschrank holen, sich auf die Couch setzen und beginnen, die Teile ihres Lebens wieder zusammenzufügen. Menschen haben ihre besten und schlimmsten Momente mit mir geteilt. Ich bin tief berührt von ihrer Authentizität und ihrer Bereitschaft, sich mit dem Chaos ihres Lebens auseinanderzusetzen. Ich hoffe, Sie können sich an derselben freundlichen Stimmung und demselben Geist erfreuen, der in meiner Praxis herrscht. Einiges von dem, worüber wir sprechen werden, trifft vielleicht genauso auf Sie zu. Andere Themen passen nicht, und das ist okay. Ein bekanntes Therapieprogramm für Drogenabhängige fordert die Klienten auf, die Teile des Programms, die für sie Sinn machen, anzunehmen und das wegzulassen, was nicht funktioniert. Ich ermutige Sie, diesen Ansatz bei allem, was Sie über psychische Gewalt lesen, einschließlich meiner eigenen Bemühungen, anzuwenden. Nicht alle Überlebenden sind gleich, auch die missbräuchlichen Umgebungen nicht. Ein einzelner Heilungsansatz wird nicht bei allen funktionieren. Die Freiheit, sich als Individuum zu empfinden, ist genau das, was der Täter den Überlebenden rauben will. Einen Weg der Heilung zu finden, der für Sie passend ist, ist das Einzige, was zählt.

Ich möchte kurz über das Wer, Was, Wo, Wann, Wie und Warum von toxischen Personen sprechen. Ich werde nicht so tief in diese Themen einsteigen, wie es durchaus gerechtfertigt wäre, denn ich möchte lieber den Großteil unserer Zeit mit Ihrer Heilung verbringen, nicht mit den Tätern. Sie haben schon genug von Ihnen genommen und verdienen keine besondere Aufmerksamkeit in diesem Heilungsprozess. Mein Ziel ist es, genügend Informationen zu vermitteln, damit Sie verstehen, wie diese Menschen ticken, die sich entscheiden, weiterhin missbräuchlich zu handeln. Denn sie tun es, obwohl sie über genügend Hinweise verfügen, um sich selbst Hilfe zu suchen.

WER, WAS, WO, WANN, WIE UND WARUM

Wer wendet psychische Gewalt an?

In diesem Buch werde ich ab und zu die Begriffe „toxische Person“ oder „toxische Menschen“ verwenden. Wenn ich das tue, dann meine ich damit diejenigen Personen, die die Kriterien für Narzisstische Persönlichkeitsstörung (auch bekannt als Narzisst) und Antisoziale Persönlichkeitsstörung (auch bekannt als Soziopath oder Psychopath) erfüllen. Später im *Was*-Abschnitt werde ich näher auf Narzissten, Soziopathen und Psychopathen eingehen. Außerdem werden wir besprechen, wie sich deren Persönlichkeit entwickelt hat und warum sie sich entscheiden, ihre Persönlichkeitsstörung beizubehalten. Das ist eine wichtige Information für jeden Überlebenden, die er verstehen muss. Für den Moment möchte ich nur sagen, dass die toxischen Personen kein Einfühlungsvermögen haben und den Menschen um sie herum erheblichen Schaden zufügen. Sie wissen bereits, dass das zutrifft.

Wer sind diese Menschen? Narzissten, Soziopathen oder Psychopathen könnten Ihre Mutter, Ihr Vater, Ihr Bruder, Ihre Schwester, Ihre Großeltern, Ihre Tante, Ihr Onkel, Ihr

Cousin, Ihr Freund, Ihre Freundin, Ihr Mann, Ihre Frau, Ihr erwachsenes Kind, Ihre Schwiegereltern, Ihr Kollege, Ihr Chef, Pfarrer, Mentor oder jeder andere Vertreter einer menschlichen Beziehung sein. Wie Sie sehen, kann ihre Toxizität viele Menschen beeinträchtigen. Ihr Wirkungskreis (und damit die Zerstörung) ist leider weit verbreitet.

Auch Frauen sind Täter

Es gibt das Klischee, dass nur Männer Narzissten, Soziopathen und Psychopathen sind. Das ist völlig falsch. Es gibt viele Frauen, die die Ursache für stark beeinträchtigte Beziehungen sind. Tatsächlich hatte ich fast so viele männliche wie weibliche Klienten, die versteckte psychische Gewalt überlebt haben. Die Art und Weise, mit der ein weiblicher Täter vorgeht, ist etwas anders als die eines männlichen Täters. Sie ist oft verdeckter (d. h. hinterhältiger). Das trifft nicht immer zu und einige sind sehr aggressiv. Eines der ersten Dinge, die Sie über psychische Gewalt lernen werden, betrifft das Spektrum der Verhaltensweisen. Ich werde unterschiedliche Verhaltensweisen beschreiben und es gibt sie tatsächlich alle. Das ist ein Grund, warum es so schwierig ist, einen psychisch Missbrauchenden zu erkennen. Sie nehmen viele Formen und Persönlichkeiten an. Ein wesentlicher Punkt im gestörten Denken des Täters ist, dass sich alles um ihn dreht. Die konkreten Ursachen dafür, wie sich dieser Glaube in seinem Leben manifestiert hat, sind von Person zu Person verschieden.

Wie ich bereits erwähnt habe, war ich Co-Forscherin in dem Forschungsprojekt zu psychischer Gewalt. In den zwei Wochen, in denen die Umfrage online war, haben 623 Personen den Fragenkatalog ausgefüllt. Die ersten 500 Teilnehmer meldeten sich innerhalb von vier Tagen nach Verfügbarkeit der Umfrage. Ich habe mich unglaublich gefreut, war aber nicht sonderlich überrascht. Menschen, die die Komplexität des Missbrauchs durch einen toxischen Menschen erlebt haben, sind hungrig nach Antworten. Wenn sie diese gefunden haben, sind sie außerordentlich großzügig und teilen ihre Geschichten in der Hoffnung, anderen während des Heilungsprozesses zu helfen.

Eine der Fragen der Studie lautete, welche Beziehung zwischen dem Missbrauchenden und dem Überlebenden bestand. Von den 603 Personen, die auf diese Frage antworteten, gaben 121 (20 %) an, dass ihr Täter ein Verwandter sei (z. B. Eltern, Geschwister, Kind, Großeltern). Von diesen 121 Personen ergänzten 87 den familiären Beziehungstyp des Täters: 41 Mal wurde „Mutter" (oder „Schwiegermutter" oder „Stiefmutter") eingetragen. Der Begriff „Elternteil" wurde 27 Mal, „Vater" 8 Mal erwähnt. Diese Zahlen zeigen, dass unter den Teilnehmern der Studie „Mutter" (oder eine Mutterfigur) der primäre familiäre Missbrauchende war. Lassen Sie es mich noch einmal sagen: Frauen können Täter psychischer Gewalt sein und sie richten genauso viel Schaden an wie ihr männliches Pendant.

Der männliche Täter

Gemäß unseren Forschungsergebnissen antworteten 433 (72 %) der 603 Teilnehmer, dass sie sich mit dem Täter in einer Liebesbeziehung befanden (z. B. Ehepartner, Partner, Freund oder Freundin). Von den 433 Befragten konkretisierten 102, welche

Art von Beziehung sie mit der missbrauchenden Person haben oder hatten: 31 ergänzten „Freund", 30 nannten „Ehefrau", 27 „Ehemann". Diese Daten besagen, dass viele der Personen, die die Fragen der Studie beantwortet haben, in einer Liebesbeziehung zu einem toxischen Mann sind oder waren.

Der missbrauchende Mann passt in unser kulturelles Klischee. Die Anwälte, die sich mit häuslicher Gewalt befassen, haben ein größeres Bewusstsein für die durch Missbrauch verursachten Schäden geschaffen. In vielen lokalen und staatlichen Rechtssystemen wird häusliche Gewalt jedoch erst dann als echte Bedrohung angesehen, wenn sie mit körperlichen Schäden einhergeht. Dadurch werden Erwachsene und Kinder buchstäblich dem Terror im eigenen Hause überlassen und rechtlich kann nichts unternommen werden. Wenn es jemandem schon schwerfällt, körperliche Gewalt zu beweisen, wie weit kommt dann erst ein Überlebender, wenn er versucht, die extremen, die Realität verdrehenden Psychospielchen zu erklären, die die Eckpfeiler psychischer Gewalt sind? Ich kann es Ihnen sagen – nicht weit. Überlebende, die versuchen, Hilfe zu bekommen, um sich und ihre Kinder zu schützen, werden oft als hysterisch, verrückt und labil angesehen. Das liegt daran, dass die verborgene Natur des versteckten Missbrauchs sehr schwer in Worte zu fassen ist. Ohne die richtige Sprache klingen Überlebende oft wie besessen. In der Community wissen wir, dass das in keiner Weise zutrifft, aber die allgemeine Öffentlichkeit muss noch viel über versteckt ausgeübte psychische Gewalt lernen. Genau deshalb ist *Stufe 2: Aufklärung* sehr wichtig. Dieses Kapitel wird Ihnen die Sprache an die Hand geben, die Sie brauchen, um das Leid zu erklären, mit dem Sie gelebt und gearbeitet haben oder das Sie bei jemand anderem in Ihrer Community festgestellt haben.

***Was* ist ein psychisch Missbrauchender?**

Narzissten, Soziopathen und Psychopathen sind unter uns. Das ist wahr. Als Therapeutin kann ich bei Erwachsenen eine Narzisstische Persönlichkeitsstörung (NPS) oder Antisoziale Persönlichkeitsstörung (APS) diagnostizieren. In der Regel stellen wir bei Personen, die das Erwachsenenalter noch nicht erreicht haben, keine Diagnosen bzgl. einer Persönlichkeitsstörung. Man geht davon aus, dass sich die Persönlichkeit noch im Teenageralter bildet. Manche Menschen zeigen schon früh im Leben Merkmale einer NPS oder APS. Diese Kinder oder Jugendlichen erhalten oft eine andere Diagnose, die nicht persönlichkeitsbezogen ist.

Die meisten Menschen, die die Diagnosekriterien für einen Narzissten, Soziopathen oder Psychopathen erfüllen, werden nie offiziell diagnostiziert, weil nur sehr wenige jemals regelmäßig zur Beratung gehen. Wenn sie am Ende auf der Couch eines Therapeuten landen, ist es sehr wahrscheinlich, dass jemand sie dazu gezwungen hat oder es ist, weil sie den Therapeuten davon überzeugen wollen, dass nicht sie das Problem sind. Als Therapeutin kann ich keine Diagnose für jemanden stellen, der nicht mein Klient ist. Wenn Überlebende zu mir kommen, können wir über die Kriterien für die Diagnose einer NPS oder APS sprechen, aber ich kann nicht jemanden diagnostizieren, der nie in der Praxis war. Es gibt alle möglichen moralischen Einwände, überhaupt eine Diagnose zu stellen. Aber für die Überlebenden bedeutet es eine große Kraft, wenn sie wissen, womit sie es zu tun hatten und dass sie die Verhaltensweisen, die sie erlebt haben, beim Namen nennen können.

Mit dem Ziel im Blick, die Überlebenden zu heilen, besprechen wir alle Charakteristika dieser beiden Diagnosen, ohne jemals eine Diagnose zu jemandem zu stellen, der kein Klient ist (alias der Täter). Der Erwerb von Kenntnissen über Persönlichkeitsstörungen ist ein wichtiger Schritt, der nicht versäumt werden darf, wenn ein Überlebender mit der Therapie beginnt.

Ich werde oft gefragt, was die klinischen Unterschiede zwischen einem Narzissten, Soziopathen und Psychopathen sind. An diesen fiktiven Beispielen möchte ich die subtilen Unterschiede aufzeigen:

Ein **Narzisst** wird Sie überfahren und beschimpfen, weil Sie ihm im Weg standen. Er wird sich endlos darüber beschweren, dass Sie sein Auto beschädigt haben.

Ein **Soziopath** wird Sie überfahren und beschimpfen, weil Sie ihm im Weg standen, und dabei ein Grinsen im Gesicht haben, weil ihn insgeheim das Chaos, das er geschaffen hat, Vergnügen bereitet.

Ein **Psychopath** wird große Anstrengungen unternehmen und kalkulierte Schritte unternehmen, um sicherzustellen, dass er Sie überfährt, dabei lachen und noch einmal zurückgehen, um sicherzustellen, dass er größtmöglichen Schaden angerichtet hat.

Reizende Menschen, oder? Das ist genau der Grund, warum Sie den anstrengenden Heilungsprozess beginnen. Die oben genannten Beispiele sind zwar sehr vereinfacht, aber sie zeigen das Spektrum, das es zwischen der Narzisstischen Persönlichkeitsstörung und der Antisozialen Persönlichkeitsstörung gibt. Die Unterschiede zwischen den drei Begriffen Narzisst, Soziopath und Psychopath liegen in der Intensität der Toxizität, die im Einzelnen vorhanden ist, der sich dafür entscheidet, gestört zu bleiben und sich nicht mit dem Mangel an authentischen Bindungen zu anderen Menschen auseinanderzusetzen.

Wo findet psychische Gewalt statt?

Missbrauch kann von einem *Individuum* gegenüber einem anderen (z.B. Eltern – Kind, Liebespaar, Arbeitskollegen oder Freundschaften) ausgehen oder innerhalb einer *Gruppe* (Beispiel: Familienmitglieder, Arbeitsplatz, Bevölkerungsgruppe oder religiöse Organisation) stattfinden.

Missbrauch durch eine einzelne Person

Der toxische Liebhaber oder Ehepartner

Es gibt viele verschiedene Möglichkeiten, wie ein Partner in einer Liebesbeziehung versteckt psychische Gewalt anwenden kann. Ich habe einige der verabscheuungswürdigsten und bösartigsten Misshandlungen innerhalb einer Beziehung mitbekommen, bei der der Überlebende davon ausgegangen war, dass sie sicher ist. Ich habe beobachtet, wie Klienten durch ihre „Liebes“-Beziehungen so vergiftet wurden, dass sie wegen Gesundheitsproblemen, die direkt mit dem psychischen

Häufig geschieht die emotionale Ermordung, während andere Leute weiterhin beteuern, was für ein toller Kerl oder eine tolle Frau der Täter oder die Täterin ist und wie viel Glück der Überlebende hat, mit dem Täter eine Beziehung zu haben.

Missbrauch zusammenhängen, ins Krankenhaus eingeliefert werden mussten. Für mich ist es kaum zu ertragen, hier zu sitzen – mit nichts weiter als dem Willen zu helfen – und zuzusehen, wie es manchen Menschen vor meinen Augen immer schlechter geht.

Der Mensch, der als sicherer Hafen im Leben gedacht war, erstickt stattdessen seinen Partner still und leise. Das geschieht ebenfalls vor aller Augen. Diejenigen, die in einer Partnerbeziehung geschädigt wurden, wissen ganz genau, welche „Jekyll und Hyde"-Nummer diese Personen perfektioniert haben. Die Art und Weise, wie sich die Person hinter verschlossenen Türen zeigt, unterscheidet sich radikal von dem Bild, das sie in der Öffentlichkeit vortäuscht. Und die Welt kauft es ihr ab. Einige der schlimmsten verborgenen Täter haben nicht nur ein gutes öffentliches Image, es ist oft sogar brillant. Glauben Sie nicht eine Sekunde daran, dass das Zufall ist. Der Täter verwendet eine kalkulierte Strategie, um jegliche Beschwerden des Überlebenden wegen eines erlittenen Schadens in Abrede zu stellen. In einem solchen Umfeld bleiben keine Anschuldigungen an ihm hängen. Der Überlebende sieht am Ende wie ein „Verrückter" aus, und der Missbrauchs-Kreislauf setzt sich fort. Man sollte niemals die Fähigkeit eines psychisch Missbrauchenden unterschätzen, die Wahrheit zu verbergen. Sie sind nicht einmal ehrlich sich selbst gegenüber und glauben in der Tat ihre eigenen Lügen.

Ich vergleiche die anfänglichen Liebesbeweise eines versteckt Missbrauchenden oft mit dem Verhalten eines Drogendealers. Wie ähneln sie sich? Ein Dealer gibt „kostenlose" Proben einer stark süchtig machenden Droge, bis die Zielperson süchtig ist; die Person wird körperlich und emotional abhängig. Dann wird die Droge nicht mehr frei abgegeben, sondern zu einem sehr hohen Preis. Dieser Preis kann sogar das Selbstwertgefühl und die Sicherheit der Zielperson betreffen. Wenn die Person sich aus der Abhängigkeit von der Droge zu lösen beginnt, was passiert dann wohl? Weitere Gratisproben, bis die Person wieder an der Nadel hängt. Es entsteht ein Teufelskreis, der die Person zwischen Abhängigkeit und hohen Kosten baumeln lässt. Das ist in der Tat bösartig. Die extremen Höhen und Tiefen einer Beziehung, die von psychischer Gewalt geprägt ist, spiegeln oft ein Abhängigkeitsverhältnis wider. Zu den Tiefpunkten gehören intensive Angst und Verwirrung. Die Hochs sind ein Adrenalin-Rausch. Die Genesung beginnt, wenn die Überlebenden erkennen, dass das gesamte Erleben vom psychisch Missbrauchenden inszeniert wird. Diese Taktik wird angewandt, um die Zielperson aus dem Gleichgewicht zu bringen und sie von den Momenten des Hochgefühls abhängig zu machen.

Ich habe das Spektrum der Verhaltensweisen bereits erwähnt, nicht alle Täter bringen die Überlebenden an den Rand der Instabilität. Einige verringern durch das emotionale Spiel des Im-Stich-Lassens nach und nach das Selbstwertgefühl der Betroffenen. Körperlich anwesend zu sein, aber emotional sich verabschiedet zu haben, ist keine Ehe oder Beziehung. Es gibt mehr als nur eine Möglichkeit, jemanden zu verlassen. Die verschiedenen Formen des versteckten Missbrauchs gehören dazu. Psychisch Missbrauchende benutzen oft Kontrollmittel, die passiv-aggressiv sind. Es ist nicht leicht, genau zu erkennen, was sie tun. Deshalb fragen sich die Überlebenden, ob sie vielleicht zu sensibel oder unsicher sind. Kontrolle und der emotionale Rückzug sind Mittel, mit denen psychisch Missbrauchende ihre Dominanz in der Beziehung aufrechterhalten möchten. Es ist das Spiel „Wem macht es am wenigsten aus?". Wer weniger investiert, gewinnt, stimmt's? So denken Täter jedenfalls. Ihr „Nähe aufbauen und sich dann zurückziehen"-Spielchen erzeugt beim Überlebenden alle Arten von innerem Missklang, und der Täter liebt es. Ja, sie missbrauchen absichtlich. Diese Psychospiele töten jede Art von Verbundenheit, die ein Paar jemals erlebt hat. Die Fähigkeit des Täters, jemandem zu schaden, der ihm oder ihr nahesteht, passt perfekt zu der mangelnden Beziehungsbindung, die bei allen psychisch Missbrauchenden vorhanden ist.

Selbst während ihrer Flitterwochen haben einige Überlebende eine radikale Veränderung im Verhalten eines toxischen Partners erlebt. Überlebende berichteten, dass unmittelbar nach der Hochzeit (z. B. in der Hochzeitsnacht) die Haltung des Narzissten, Soziopathen oder Psychopathen gefühllos, distanziert und fordernd wurde. Vor der Hochzeit mag es kleine Warnhinweise gegeben haben, aber nichts, was eine Trennung gerechtfertigt hätte. Leider fiel die Maske genau in dem Moment, als der Überlebende sich vollends eingelassen hatte (bzw. gefangen war). Die wahre Natur des toxischen Partners wurde dann offensichtlich. Das ist unglaublich verheerend für jemand frisch Verheirateten, der dachte, die Liebe seines Lebens gefunden zu haben. Dies gilt insbesondere nach einem Tag, an dem das Paar öffentlich seine Verbundenheit gefeiert hat. Diese Situation ist nicht die Norm in psychisch missbräuchlichen Beziehungen, aber sie kommt häufig genug vor, dass sie es verdient, erwähnt zu werden.

Psychisch Missbrauchende sind dafür bekannt, dass sie eifersüchtig auf jede Aufmerksamkeitsbezeugung reagieren, die nicht ihnen gilt.

Eine weitere Situation, die innerhalb einer toxischen Ehe auftreten kann, entsteht, wenn Kinder in die Familie kommen. Die Überlebenden erzählten, dass sie bei ihrem Ehepartner vielleicht schon früher Warnhinweise für Missbrauchsverhalten wahrgenommen haben, aber deren negatives Verhalten verstärkte sich extrem, nachdem Kinder dazugekommen waren. Warum passiert das? Diese Eifersucht kann sich sogar in Bezug auf die eigenen Kinder und den Ehepartner äußern. Toxische Menschen verlangen ständige Aufmerksamkeit, um ihre maßlose Anspruchshaltung und ihr aufgeblasenes Ego zu befriedigen. Wenn Kinder geboren werden, kann der Fokus selbstverständlich nicht immer auf dem Täter liegen. Sie werden dann umso anspruchsvoller und schwieriger. Von manchen weiß man, dass sie die Frage stellen, ob ihr Ehepartner sie oder die Kinder mehr liebt. Kein gesunder Elternteil sieht seine eigenen Kinder als Konkurrenten um Aufmerksamkeit. Dieser Mangel an permanenter Bestätigung durch den Ehepartner wird vom Täter oft als Rechtfertigung für sein schlechtes Verhalten herangezogen. Sie äußern Dinge wie: „Du kommst meinen Bedürfnissen nicht nach", oder „Ich stehe bei dir nicht mehr an erster Stelle", oder „Du kümmerst dich nur noch um die Kinder". Diese Anschuldigungen gegen einen Ehepartner können dazu führen, dass sich der Überlebende sowohl als Ehepartner als auch als Elternteil infrage stellt. Der psychisch Missbrauchende hat den Überlebenden in eine unmögliche Situation gebracht: seinen Forderungen nachzukommen oder die Kinder zu vernachlässigen. Kein Elternteil sollte jemals zwischen Ehepartner und Kind gestellt werden.

Manchmal versuchen Leute toxisches Verhalten innerhalb einer Ehe oder Partnerschaft zu rechtfertigen, indem sie Dinge sagen wie: „Alle Paare haben Probleme." Das Problem bei dieser Art von Vergleich zwischen einer normalen und einer missbräuchlichen Beziehung liegt darin, dass Konflikte in normalen Beziehungen nicht dazu führen, dass der überlebende Ehepartner sich dauerhaft einsam fühlt, es ihm an Zuwendung fehlt, er sich Sorgen macht, wie sich der Missbrauch auf seine Kinder auswirkt, und er in wesentliche Bereiche seines Lebens Ordnung bringen muss. Es ist richtig, dass jedes Paar seine eigenen Herausforderungen hat, aber nicht in der Art, dass sie als missbräuchlich eingestuft würden. Toxische Personen versuchen gerne, ihre Handlungen normal aussehen zu lassen. Die Behauptung, dass alle

Paare Probleme haben, ist der Versuch, dem Überlebenden das Gefühl zu geben, dass sie oder er überreagiert und zu sensibel ist. Es ist eine Ablenkungstaktik, um den Fokus von ihm – als Täter – auf die Reaktion des Überlebenden bezüglich der Tat zu lenken.

Der toxische Freund

Freundschaften sind der Ausgangspunkt ständiger Unterstützung. Sie bereichern unser Leben auf vielfältige Weise. Unsere Freunde sind die Familienmitglieder, die wir uns selbst aussuchen können. Da Freunde einen sehr persönlichen Zugang zu uns und unseren privaten Gedanken haben, ist eine kluge Wahl von entscheidender Bedeutung. Wir alle hatten sicher schon eine Freundschaft, bei der wir uns im Nachhinein gefragt haben, warum wir eine bestimmte Person in unsere Nähe gelassen haben. Ich bin davon überzeugt, dass jede Persönlichkeitsentwicklung durch einen der beide der folgenden Faktoren beeinträchtigt (oder völlig zerstört) werden kann: 1) durch unseren eigenen inneren Dialog und/oder 2) durch den Standpunkt der Menschen, mit denen wir uns regelmäßig umgeben. Psychische Gewalt unter Gleichaltrigen kann unter dem Deckmantel, dass es normal ist, dass Freunde sich gegenseitig herausfordern, weitgehend übersehen werden. Wir können dadurch in unserer Einschätzung verunsichert werden, ob eine Person es ehrlich meint oder beleidigend ist. Der Unterschied zwischen einer normalen Freundschaft mit Höhen und Tiefen und einer missbräuchlichen liegt in der Wirkung, die sie auf den Überlebenden hat. Die Absichten, die eine toxische Per-

Boshafte Freunde halten sich nicht an die von anderen Menschen gesetzten Grenzen.

son verfolgt, sind auch der Schlüssel zur Identifizierung von Freundschaftsmissbrauch. Sie ignorieren sie immer wieder. Ein Beispiel? Wenn ein Überlebender darum bittet, dass eine toxische Person ihn nicht in das Gerede über andere Personen hineinzieht, kann sich das folgendermaßen auswirken: Der psychisch missbrauchende Freund wird die Bitte völlig ignorieren und den Überlebenden weiterhin in die Geschichte involvieren. Diese Menschen gebärden sich oft auch gerne als Experten für das Leben anderer. Sie wissen, wie man Kinder besser erzieht, wie man der bessere Christ ist oder wie man grundsätzlich alles mit mehr Erfolg erreichen kann. Sie sind in allem so gut – wenn nur die dummen Leute um sie herum hinschauen und davon lernen würden. Natürlich ist der letzte Satz voller Sarkasmus, aber so denken toxische Freunde wirklich. Einige gehen sogar so weit zu sagen, dass sie überwältigt sind, weil ihr Leben „perfekt" ist. Ja, sie machen solche lächerlichen Aussagen laut, damit andere sie hören. Es ist verrückt, dass sie sich selbst nicht hören können.

Die Gruppe als Täter

Gruppen toxischer Menschen gibt es in verschiedenen Formen und Größen. Sie können eine Familie, eine Gruppe von Gemeindemitgliedern oder Arbeitskollegen sein. Eines der gemeinsamen Kennzeichen von toxischen Gruppenmitgliedern ist die Tatsache, dass sie den wahren Überlebenden nicht kennenlernen wollen. Sie wollen ein falsches Bild der

Person konstruieren, um so ihr missbräuchliches Verhalten zu rechtfertigen. Es ist die klassische Methode, einen Sündenbock zu schaffen und den Überlebenden die Hauptlast der kollektiven Dysfunktion der Gruppe tragen zu lassen.

Die toxische Familie

Die gehässigen und scharfen Worte eines psychisch missbrauchenden Elternteils können in den Köpfen eines erwachsenen Kindes noch lange nach dessen Auszug aus dem Elternhaus nachwirken. Das liegt daran, dass Narzissten, Soziopathen und Psychopathen schreckliche Eltern sind. Ihnen fehlen das grundlegende Einfühlungsvermögen und die selbstlose Natur, die eine liebevolle Erziehung erfordert. Sie haben kein Problem damit, ihre eigenen Bedürfnisse vor den Bedürfnissen ihres Kindes zu befriedigen, und fühlen sich in ihrem Handeln völlig im Recht. Später im Leben wundern sie sich, warum sie keine authentische Beziehung zu ihrem erwachsenen Kind haben. Chronischer Egoismus und Elternschaft passen nicht zusammen.

Enge Beziehungen sind nicht das Ziel in toxischen Familien. Geschwister werden oft gegeneinander ausgespielt. Dies geschieht, damit die toxischen Eltern die Kontrolle über die Beziehungen innerhalb der Familie behalten, auch wenn die Geschwister erwachsen sind. Ein Triangulierungs-Beziehungsmodell kann offen oder subtil erfolgen, aber der Schaden, der den Bindungen zwischen den Familienmitgliedern zugefügt wird, ist in jedem Fall da. Es mag schwer vorstellbar sein, dass ein Elternteil die engen Beziehungen zwischen seinen Kindern sabotiert, aber ich war Zeuge von missbräuchlichen Haushalten, die Geschwisterbeziehungen hervorgebracht haben, deren Mitglieder in ständigem Konflikt miteinander waren. Es gibt dafür den klinischen Begriff „Pseudomutalität“, der für viele toxische Familien gilt. Der Begriff beschreibt jene Familien, die ein hohes Maß an Verbundenheit und Übereinstimmung zu haben scheinen, in Wirklichkeit aber äußerst dysfunktionale und schädliche Beziehungen pflegen, die sich hinter ihrem Image in der Öffentlichkeit verbergen. Die Fassade, die der Welt präsentiert wird, zeigt eine eng verbundene Familie, aber die Realität ist eine ganz andere und sie ist höchst destruktiv.

Toxische Familien beziehen ihre Stärke aus der Anzahl ihrer Mitglieder. Je umfangreicher die Großfamilie, desto erfolgreicher bleibt das Ausmaß der Dysfunktion verborgen, vor allem gegenüber Außenstehenden. Toxische Familien verwenden eine Reihe von Missbrauchstechniken, um verschiedene gewünschte Ziele zu erreichen. Einige Familienmitglieder nutzen die lautlose missbräuchliche Behandlung durch mangelnde Beachtung und sie haben kein Problem damit, dies auch gegenüber ihren Enkeln zu tun. Sie können auch die Haltung „Wir gegen sie“ gegenüber Verwandten und nicht verwandten Ehepartnern oder anderen besonderen Familienmitgliedern anwenden. Einige toxische Familien nutzen maßlosen Klatsch, um Spannungen zwischen einzelnen Personen zu erzeugen. Das Erkennen des Missbrauchs und die Fähigkeit, die Dysfunktion nicht persönlich zu nehmen, ist einer der

Psychisch missbrauchende Familien können nie ohne ein definiertes Opfer sein.

ersten Schritte zur Heilung. Wenn Sie eine toxische Familie lange genug beobachten, werden Sie sehen, dass sich der Fokus von einem Sündenbock auf einen anderen verlagern kann. Sonst müssten sie sich mit ihren eigenen Problemen auseinandersetzen. Das wird kaum passieren.

Psychisch missbrauchende Familien wenden gerne eine Technik an, mit der sie spalten und erobern können. Sie verwenden es besonders gerne in Bezug auf angeheiratete Verwandte. Kennen Sie eine Familie, in der die Schwiegermutter Probleme mit den Ehefrauen ihrer Söhne hatte? Oder ist umgekehrt der Schwiegersohn die Zielperson in der Familie? Die Art und Weise, wie in einem toxischen Familiensystem gespalten und erobert wird, ist oft sehr verdeckt. Es macht einen unschuldigen Eindruck, aber seien Sie versichert, dass es nicht aus Naivität geschieht. Ein Beispiel? Missbrauchende Mitglieder einer Familie versuchen, das Mitglied ihrer Familie physisch von dem als Zielobjekt anvisierten angeheirateten Partner zu trennen. Es kann z. B. so einfache Formen annehmen, dass im Auto kein Platz für den angeheirateten Partner gelassen wird, sodass sie oder er gezwungen ist, getrennt vom Ehepartner zu fahren. Es könnte auch in der Großfamilie geschehen, die z. B. zusammen in ein Restaurant geht, wo am langen Tisch „bequem“ Platz für das Familienmitglied und seine Familie ist, um zusammenzusitzen, aber alle umliegenden Plätze werden schnell von den toxischen Mitgliedern der Großfamilie besetzt. So bleibt dem angeheirateten Partner nur die Möglichkeit, einen Platz am Ende des Tisches einzunehmen, weit weg von seinem Ehepartner und seinen Kindern. Teilen und erobern.

Das Ziel dieser Art von Missbrauch ist es, dem angeheirateten Familienmitglied das Gefühl zu geben, abgelehnt, unwillkommen und von der Großfamilie ausgeschlossen zu sein. Der Ehepartner und sogar die Kinder der Schwiegerperson sind im Familien-„Club" aufgenommen, nicht aber die isolierte, angegriffene Schwiegerperson selbst. Es ist die erwachsene Version der gemeinen Spiele unter Mädchen (oder Jungen) in der Grundschule. Was glauben Sie, wie gut werden die Beschwerden der Schwiegerperson aufgenommen? Der Überlebende wird am Ende als unsympathisch, unsicher und kontrollierend bezeichnet, was keineswegs der Fall ist. Tief in seiner Seele spürt er die verborgenen Spiele, die mit ihm gespielt werden. Psychische Gewalt geschieht oft sehr verdeckt, sodass es sich kleinlich anhören würde, wenn man sich darüber beschwert, nicht bei seinem Ehepartner und seinen Kindern zu sitzen, wenn man sich in einem Restaurant mit der toxischen Großfamilie befindet. Genau so wollen es die misshandelnden Mitglieder der Großfamilie. Sie konstruieren gezielt Situationen, in denen die Schwiegerperson am Ende lächerlich erscheint, weil sie wütend, traurig oder emotionsgeladen auf den verdeckten Missbrauch reagiert, der zwar vorhanden, aber versteckt ist.

Missbrauchende Familien funktionieren wie Venusfliegenfallen. Sie sind fleischfressende Pflanzen, die kleine Lebewesen mit ihrem schönen Äußeren anlocken, damit sie sich ihm nähern. Sobald die Pflanze spürt, dass sich ein lebendes Insekt oder eine Spinne auf ihrer Oberfläche befindet, schnappt sie zu und fängt es ein. Dann beginnt sie ihre Beute im wahrsten Sinne des Wortes zu verdauen. Ekelhaft.

Toxische Familien sind nicht anders. Sie verführen Familienmitglieder, in einer dysfunktionalen und missbräuchlichen Umgebung zu bleiben, indem sie angenehme Dinge als Lockmittel einsetzen. Geld ist oft einer der Hebel, die eingesetzt werden. Versprechungen (und manchmal werden sie auch gehalten), den Urlaub oder die Hypotheken zu bezahlen, Autos zu kaufen und das Collegegeld für die Enkelkinder zu übernehmen, sind einige der beliebtesten Verlockungen, die ich bei toxischen Familien wahrgenommen habe. Ein weiteres Lockmittel ist die Verpflichtung. Einige toxische Familien lieben es, all ihre Bedürfnisse vor sich her zu tragen, und sie nehmen keine Rücksicht auf den Überlebenden. Der Überlebende wird dazu gebracht, sich verpflichtet zu fühlen, den (sowohl offen formulierten als auch unausgesprochenen) Forderungen der Narzissten, Soziopathen und Psychopathen in ihrer Großfamilie nachzukommen. Die Verpflichtung ist ein starker Antrieb, wenn wir in einem Umfeld aufwachsen, das uns lehrt, unsere Sicherheit und unser Wohlbefinden zu ignorieren. Wer wird einem Missbrauchenden nicht recht geben, wenn man selbst ichbezogen handelt und in Zeiten der Not nicht bei der Familie auftaucht? Aber wie genau sind Egoismus und Not definiert? Misshandelnde Familien haben ein Händchen dafür, Dramen zu schüren, nur damit sie im Rampenlicht der Aufmerksamkeit stehen und bedürftig erscheinen können. Es ist schwer zu entscheiden, was eine wirkliche Notwendigkeit ist und was eine absichtlich produzierte.

Der weitere Schritt der Venusfliegenfallen-Familie erfolgt, wenn der Köder (z. B. Geld) erfolgreich ist. Dann beginnt das

Psychisch missbrauchende Menschen können nur für kurze Zeitspannen die Normalität aufrechterhalten. Authentische, fürsorgliche, anständige Personen zu sein, gehört nicht zu ihrem wahren Wesen. Sie müssen die Verhaltensweisen vortäuschen, die diese positiven Charaktereigenschaften zum Ausdruck bringen. Diese betrügerischen Freundlichkeiten haben nur eine kurze Haltbarkeit, bis sie ablaufen und die Täter wieder in ihren normalen Zustand zurückfallen.

Gift wieder zu tropfen. Ich glaube, dass der krasse Wechsel zurück zu ihrem typischen persönlichkeitsgestörten Selbst nach einer Zeit der vorgetäuschten Freundlichkeit in der Regel viel schlimmer ist.

Sie locken die verletzten Familienmitglieder mit dringend benötigter liebevoller Zuwendung, aber sie werden nur wieder fertiggemacht und zurückgewiesen. Die wiederholte Misshandlung ist es, die es unglaublich schwer macht, sich von familiärer psychischer Gewalt zu befreien und eine nachhaltige Heilung zu erfahren. Wer will nicht von seiner Familie geliebt werden? Wer wacht morgens auf und hofft, dass seine Verwandten ihm schreckliche Dinge sagen und antun? Niemand. Das Gefühl der Zugehörigkeit ist ein wesentlicher Teil unseres Menschseins. Das Bedürfnis und der Wunsch, dazuzugehören, sind stark in uns verankert. Jeder möchte die Gewissheit haben, dass andere für uns und wir für andere da sind. Es ist genau dieses menschliche Bedürfnis, das die Täter zu ihrem Vorteil missbrauchen.

Ein Überlebender, der von seiner Herkunftsfamilie isoliert ist (sei es in physischer oder emotionaler Distanz), erlebt tiefe Trauer. Ein Überlebender, der von seiner Schwiegerfamilie missbraucht, verspottet und beschämt wird, wird vielleicht mit der Trauer umgehen können, aber er wird höchstwahrscheinlich wütend sein. Wenn unsere Großfamilien oder Schwiegerfamilien uns nicht so lieben, wie wir es als menschliche Wesen verdienen, ändert sich das Leben. Die Feiertage gestalten sich um. Wichtige Ereignisse im Leben sind oft heikel. Es gibt Spannungen statt Wärme und Verbundenheit. Die Heilung von toxischen Familien ist ein langsamer Weg, weil die Überlebenden tief verwurzelte Überzeugungen neu verdrahten müssen. Eine Genesung ist durchaus möglich. Die Überlebenden geben ihrer Heilung einen enormen Auftrieb, wenn sie verstehen, dass die persönliche Erneuerung nach dem Missbrauch durch die Familie Zeit braucht.

Die toxische Gemeinde: Ihre Führung und Mitglieder

Warum sind viele Menschen bei Themen, die mit dem Christentum zu tun haben, vorsichtig? Ich denke, es liegt daran, dass es viel zu viele Pfarrer und Gemeindeleiter gibt, die im Namen Gottes Amok laufen. Sie schaden den Menschen, die versuchen, Gott im Chaos des modernen Lebens zu finden. Lassen Sie mich hier innehalten und deutlich machen, dass ich nicht alle Pfarrer oder Gemeindeleiter schrecklich finde. Ich sage nur, dass einige, wenn auch nicht viele, miserable Beispiele für die wunderbaren Charaktereigenschaften von Liebe, Geduld, Freundlichkeit und Hoffnung sind. Ich bin seit über 20 Jahren Mitglied der Kirche und aktiv in der Kirchengemeinde. Ich habe das Beste und das Schlimmste gesehen, was das Christentum zu bieten hat.

Viele Menschen glauben immer noch, dass alle Narzissten, Soziopathen und Psychopathen offenkundig selbstherrlich und erkennbar in ihrem toxischen Verhalten sind. Nachdem ich mich jahrzehntelang im kirchlichen Umfeld bewegt habe, kann ich Ihnen versichern, dass nicht alle psychisch Missbrauchenden äußerlich prahlerisch sind. In einem religiösen Umfeld wird der Anschein von Demut hoch geschätzt, Großspurigkeit wäre verpönt. Deshalb übernehmen toxische Menschen, die sich in kirchlichen Gemeinschaften verstecken, die Eigenarten und Kommunikationsmuster ihrer Umgebung. Diese psychisch Missbrauchenden passen nicht zum Standardbild. Die üblichen Lehren, wie man eine Person mit Persönlichkeitsstörungen erkennen kann, treffen nicht zu. Wir müssen uns über die verschiedenen Arten von Persönlichkeit informieren, in denen sich toxische Menschen manifestieren können, um ihr missbräuchliches Verhalten zu verbergen.

Einige Narzissten, Soziopathen und Psychopathen freunden sich gezielt mit Pfarrern und Gemeindeleitern an, um ein öffentliches Persönlichkeitsbild zu schaffen, das ihr wahres Gesicht als psychisch missbrauchender Täter verbergen kann. Die Gemeindeleitung ist gut beraten, auf Ungereimtheiten in den Geschichten von Menschen zu achten und die vorhandenen Warnhinweise nicht zu ignorieren. Wenn die Gemeindeleitung versagt oder sich gänzlich weigert, Täter zu erkennen, missbrauchen sie die Überlebenden weiterhin durch Unterlassung. Ich habe beobachtet, wie Täter in Führungsrollen dienen durften, obwohl ihre Lebenswege keine gesunde Beziehung zu Gott oder ihren Familien offenbarten. Psychische Missbrauchstäter dürfen oft Autoritätspositionen in den Gemeinden einnehmen und es wird nie durch Befragung der Familie überprüft, ob die Person ein authentisches Leben hinter der verschlossenen Wohnungstür führt. Viel zu viele Gemeinden halten an der Vorstellung fest, was gut aussieht, ist auch gut. Nein – wo funktioniert das künstlich zurechtgemachte Bild eines perfekten Lebens besser als in einem kirchlichen Umfeld?! Die Verantwortlichen müssen ein besseres Urteilsvermögen entwickeln, um auf kluge Weise herauszufinden, wer ein Betrüger und wer authentisch ist.

Es gab bei einigen toxischen Gemeindeleitern und -mitgliedern den Trend, „Ausgrenzung" als eine Form der Bestrafung von Einzelpersonen, Paaren und sogar Familien anzuwenden. Warum? Die Aussagen in der Heiligen Schrift über den Nicht-Umgang mit den Reuelosen wird verdreht, um die psychische Gewalt gegenüber anderen zu rechtfertigen und ihnen Gemeinschaft und Unterstützung vorzuenthalten. Anstatt sich auf die Wiederherstellung der Beziehung zu konzentrieren, geht es diesen toxischen Leitern und Mitgliedern in erster Linie darum, die Kontrolle über die Menschen aufrechtzuerhalten und ihr eigenes konstruiertes öffentliches Image nicht zu beflecken. Ausgrenzung wird gegen gesunde Menschen eingesetzt, die es wagen, sich über einen mächtigen narzisstischen, sozio- oder psychopathischen Leiter oder ein Mitglied zu äußern. In vielen Situationen geschieht

Wenn sich toxische Kirchenführer oder Gemeindeleiter durch die Enthüllung der Wahrheit bedroht fühlen, greifen sie an. Das perfekte Ziel ist der Überbringer der Wahrheit. Das sind typischerweise Menschen, die den Führungskräften einst nahestanden, aber in Ungnade gefallen sind, als sie anfingen, die falschen (aber eigentlich richtigen) Fragen zu stellen.

dies nicht nur im „Sicherheitsinteresse“ der Gemeinde, wie die Leiter es formulieren. Es ist eine Art, bestimmte Themen unter den sprichwörtlichen Teppich zu kehren und so zu tun, als ob die Beschwerden auf einige wenige „Hasser“ der Kirche oder des geistlichen Amtes beschränkt wären.

Psychische Gewalt ausübende Führungspersonen können von Ja-Sagern und Ja-Sagerinnen so gut abgeschirmt werden, dass es ein böses Erwachen gibt, wenn man ihre Handlungen hinterfragt. Die Einzelpersonen und Paare, die es wagen, sich zu widersetzen, werden aus der Gemeinde ausgeschlossen. Je größer die Gemeinde oder der Mitarbeiterstab eines Geistlichen ist, desto besser ist ein toxischer Leiter abgeschirmt. Ab einem gewissen Punkt sind sie außerhalb der Reichweite von konstruktiver Kritik oder der Aufdeckung von missbräuchlichem Verhalten.

In einigen Kirchen und Gemeinden wird Männern und Frauen Leid zugefügt. Diesem Bereich muss mehr Aufmerksamkeit geschenkt werden. Auf diese Art wird nicht die gesamte Kirche in eine unangenehme Lage gebracht, für die Betroffenen wird Heilung so jedoch leichter möglich. Leiden im Namen Gottes muss als das bezeichnet werden, was es ist: geistlicher Missbrauch. Diese Form des Missbrauchs geschieht auf unterschiedliche Weise. Die häufigste, die ich erlebt habe, ist die falsche Auslegung der Heiligen Schrift in Bezug auf Vergebung, Scheidung und Akzeptanz nicht-tolerierbaren Verhaltens. Kirchenleiter sind nicht nur schlecht darauf vorbereitet, Situationen zu erkennen, in denen eines der Mitglieder in seiner Persönlichkeit gestört ist, die Tätigkeit als Pfarrer ist auch ein üblicher Karriereweg, den Narzissten wählen. Überlebende erhalten eine sehr schlechte „Beratung" von Mitarbeitern und Freiwilligen des kirchlichen Dienstes, die keine professionelle Ausbildung in psychischer Gesundheit haben. Von den Kirchenleitern kann man nicht erwarten, dass sie sachkundige Ratschläge zu der Art von Missbrauchsbeziehungen geben, die selbst viele Therapeuten nur schwer erkennen und behandeln können. Außerdem werden toxische Menschen wegen der Macht, die ihnen zweifellos zugestanden wird, geradezu in den kirchlichen Dienst gezogen. Der Schleier muss gelüftet werden, um aufzudecken, was sich heutzutage im Schatten des modernen Christentums verbirgt. Wenn psychischer und geistlicher Missbrauch vorliegen, stellen viele Überlebende als Folge der schädlichen Handlungen ihren Glauben infrage.

Der toxische Arbeitsplatz

Narzissten, Soziopathen und Psychopathen müssen ihren Lebensunterhalt verdienen. Raten Sie mal, wo man sie findet? Als Angestellte, Mitarbeiter, Manager und leitende Angestellte. Toxische Menschen verwenden am Arbeitsplatz oft sehr verdeckte Methoden, um den Erfolg eines Überlebenden zu untergraben. Das kann so aussehen, dass man dem Überlebenden grundsätzlich nicht alle Informationen gibt, die er zur Erfüllung seiner Aufgaben benötigt, und ihn dann in Verlegenheit bringt, wenn die Aufgaben nicht so erledigt wurden, wie es hätte sein sollen. Manchmal geschieht der Missbrauch nicht im Verborgenen, sondern sehr offen und aggressiv. Auch hier gibt es viele Möglichkeiten, wie sich die Dysfunktion der psychisch Missbrauchenden manifestiert. Die Überlebenden haben berichtet, dass sie aggressiv angeschrien, öffentlich verspottet und sogar körperlich auf eine Weise berührt wurden, die als Akt der Dominanz gemeint war. Ungeachtet dessen, wie ein Überlebender den Missbrauch erlebt, kann die Belastung, die körperlich und emotional entsteht, immer noch dieselbe sein. Die Bedrohung, die von der Misshandlung am Arbeitsplatz ausgeht, führt bei vielen Überlebenden zu einer unbändigen Angst, jeden Tag zur Arbeit zu gehen. Die Intensität kann von Situation zu Situation variieren, aber die dauerhaften Verletzungen am Arbeitsplatz werden anfangen, sich negativ auf den Überlebenden auszuwirken.

Wann schaden psychisch Missbrauchende anderen?

Missbraucher nehmen gerne Menschen ins Visier, die etwas haben, das sie selbst nicht besitzen oder nicht besitzen können. Narzissten, Soziopathen und Psychopathen sind berüchtigt dafür, dass sie sich Zielpersonen aussuchen, mit denen sie zunächst ihr eigenes Ego aufwerten. Es kann das Aussehen, das Alter, der Intellekt, der Ruf, die religiöse Überzeugung, der berufliche Erfolg, die Familie, die Freunde oder etwas anderes sein.

Für eine toxische Person bedeutet es Macht und Vergnügen, eine ursprünglich gesunde und glückliche Person zu zerstören. Dieser Punkt wird oft von den Überlebenden übersehen, weil sie sich inmitten der Misshandlungen als gebrochen empfinden. Da der Missbraucher hasserfüllte Dinge sagt, denkt der Überlebende, er sei aufgrund eigener Schwäche zum Ziel des Angriffs geworden. Genau das Gegenteil ist der Fall.

Sobald die Zielperson an der Angel hängt, macht sich die toxische Person daran, genau die Eigenschaften zu zerstören, die sie überhaupt erst zum Überlebenden hingezogen haben. Zielpersonen, die keinen Wert für den Täter haben, würde er nicht belästigen, sondern ein wertvolleres Zielobjekt suchen. Psychische Missbraucher mögen Menschen, die dazu beitragen, dass sie selbst gut dastehen oder sich gut fühlen. Ähnlich wie Blutegel hängen sie sich an Menschen, die ihnen in gewisser Weise Nahrung geben. Wenn der Täter genug hat, beginnt er damit, die Eigenschaften des Überlebenden zu zerstören, die bei ihm Eifersuchtsgefühle hervorrufen. Da toxische Menschen bestimmte positive Eigenschaften nicht besitzen können, wollen sie auch nicht, dass der Überlebende sie hat.

Psychisch Missbrauchende arrangieren gerne alles und jeden an den Platz, der ihnen selbst am besten dient. Beispiel? Ich spreche oft davon, dass die Täter ihr Leben auf einem imaginären Schachbrett eingerichtet haben. Sie manövrieren die Figuren auf dem Brett genau so, wie es ihnen passt, um zu „gewinnen". Toxische Menschen nehmen sehr wenig bis gar keine Rücksicht darauf, wie sich ihre Handlungen auf die Menschen um sie herum auswirken. Die Überlebenden müssen begreifen lernen, dass ihre ureigensten Interessen niemals von einem toxischen Menschen berücksichtigt werden. Ein Überlebender muss Maßnahmen ergreifen, um sich ein qualitativ hochwertiges Leben zu sichern. Dieser Plan passt möglicherweise nicht in das Schachspiel des Täters.

***Wie* wenden die Täter psychische Gewalt an?**

Einige werden zum Beispiel in Tränen ausbrechen, um als Opfer zu wirken. Sie können nach außen auch Gefühlsäußerungen zeigen, die beweisen sollen, dass sie sich geändert hätten; in Wirklichkeit aber versuchen sie, den Überlebenden wieder manipulativ in das toxische Spiel zu ziehen. Manipulative Menschen verwenden eine Vielzahl falscher Emotionen, um ihre Umgebung zu kontrollieren. Neben Tränen arbeiten sie möglicherweise mit Schuldgefühlen, die dem Überlebenden ein schlechtes Gewissen vermitteln sollen, weil er möglicherweise Grenzen gesetzt hat. Eine toxische Person kann Wutausbrüche dazu benutzen, Menschen einzuschüchtern, damit sie gefügig werden. Sie kann den Anschein erwecken, selbst übermäßig glücklich zu sein, um dem Überlebenden zu demonstrieren, dass er ausrangiert und abgehakt ist. Wichtig ist, in Erinnerung zu behal-

Toxische Menschen sind großartige Schauspieler. Sie nutzen alle verfügbaren Requisiten, um die Kontrolle in der Beziehung zu behalten.

ten, dass die meisten nach außen gezeigten Emotionen des psychisch Missbrauchenden einen bestimmten Zweck verfolgen, nämlich anderen in irgendeiner Weise zu schaden. Man kann ihren Handlungen nicht trauen und sie können auch nicht für bare Münze genommen werden. Täter, die psychische Gewalt ausüben, haben den Einsatz ihrer schauspielerischen Fähigkeiten aus einem bestimmten Grund perfektioniert.

Eine der häufigsten Emotionen, über die Überlebende mit mir sprechen, ist ihre Verwirrung, weil sie die Warnhinweise in der Beziehung nicht früher bemerkt haben. Es spielt keine Rolle, ob es sich bei der toxischen Person um ein Elternteil, einen Kollegen, einen Freund, einen Liebhaber oder einen Kirchenführer handelt. Fast alle Überlebenden zweifeln ernsthaft an sich selbst, weil sie die Bösartigkeit nicht früher bemerkt haben. Die häufige Frage lautet: „Wie konnte ich zulassen, dass mir das passiert?“ Diese Form des Missbrauchs lässt sich nur schwer festmachen und das macht sie so heimtückisch. Die Täter arbeiten hart daran, ihre wahren Motive zu verbergen. Sie lügen und schieben die Schuld auf die Überlebenden. Bis für die Überlebenden das Muster der Misshandlungen sichtbar wird, durchleben sie viele Episoden, die sie tief verletzt zurücklassen. Psychische Gewalt ist kein einmaliger Akt. Ich bezeichne den Prozess, den die Überlebenden durchlaufen, oft als „Kieselsteine sammeln“. Jeder Kieselstein steht für eine einzelne negative Begegnung mit einem psychisch Missbrauchenden.

In der frühen Phase einer Beziehung kann es manchmal schon ein Bewusstsein dafür geben, dass etwas nicht ganz in Ordnung ist. Ein Überlebender wird ein paar Kieselsteine in seiner fiktiven Tasche haben. Die Tasche ist nicht sehr schwer und enthält nur ein paar seltsame oder verletzende Momente, die er mit dem Täter hatte. Die Anzeichen der Bösartigkeit reichen mit Sicherheit nicht aus, um ein Familienmitglied aus seinem Leben zu entfernen, einen Job zu kündigen, sich von einem Freund/einer Freundin zu trennen, aus einer Kirche auszutreten und ganz sicher nicht, um eine Ehe zu beenden. Es sind nur ein paar negative Momente, oder? An diesem Punkt werden die Überlebenden sich vernunftmäßig sagen, dass niemand perfekt ist und jeder Charakterschwächen hat. Es gibt gute und schlechte Tage. Es liegt in der menschlichen Natur, einen, zwei, drei oder vier unangenehme Momente im Kontakt mit jemandem wahrzunehmen und sie nicht allzu ernst zu nehmen. Oft tun wir diese Momente achselzuckend ab und machen weiter. Im Laufe der Zeit erkennen wir, dass die Tasche durch die Kiesel (schmerzhafte Momente) sehr schwer geworden ist, zu schwer, um sie noch zu tragen. Viele Überlebende beschreiben, dass sie unter dem Gewicht des Missbrauchs und der chronischen Dysfunktion des Täters zerquetscht wurden.

Toxische Menschen neigen jedoch dazu, jeden einzelnen Vorfall isoliert zu betrachten. Sie argumentieren, dass das, was sie sagten oder taten, keine große Bedeutung hat. Sie wollen sich immer nur mit einem Kieselstein befassen und nicht das gesamte Gewicht des Missbrauchs betrachten. Sie beschuldigen die Überlebenden, sich „auf die Vergangenheit zu konzentrieren“, oder sie sagen Dinge wie: „Das Problem ist, dass du mir meine Fehler nicht verzeihst.“ Nein, das Problem ist, dass psychisch Missbrauchende immer wieder dieselben „Fehler“ machen oder Entscheidungen treffen, um anderen Menschen zu schaden. Sie wollen sich vielleicht auf einen einzelnen Vorfall konzentrieren, aber das ist unmöglich. Genauso wenig kann man einen einzelnen Regentropfen bei einem Unwetter isolieren. Ich habe das Titelbild des Buches aus mehreren Gründen gewählt. Einer davon ist, dass mich das Bild des Regens an die Art und Weise erinnert, in der psychisch Missbrauchende Schaden zufügen, Tropfen für Tropfen.

Narzissten, Soziopathen und Psychopathen haben in der Regel ihre Beobachtungsfähigkeit entwickelt und geschärft. Auf diese Weise sammeln sie systematisch Informationen über die Zielpersonen und verwenden sie später zu ihrem eigenen Vorteil. Ein Täter, der psychische Gewalt ausübt, wird die emotionalen Schwachpunkte eines Überlebenden finden und sie zur Kontrolle und zu seinem Vergnügen ausnutzen. Ein Beispiel? Eine Zielperson könnte beiläufig eine persönliche Schwäche oder Unsicherheit erwähnen. Die toxische Person wird die Informationen speichern, um den Überlebenden damit zu konfrontieren, wenn der Zeitpunkt für sie günstig ist. Sie sammeln Informationen immer als Mittel, anderen Schaden zuzufügen. Deshalb müssen die persönlichen Daten eines Überlebenden im Heilungsprozess achtsam weitergegeben werden, im ständigen Bemühen, sich selbst zu schützen. Zu lernen, sich nicht zu früh mit Haut und Haaren in eine Beziehung zu stürzen, sondern zurückhaltend zu bleiben, bedeutet für viele Überlebende, an sich als Mensch zu wachsen. Ein stets offenes Buch mit persönlichen Informationen zu sein wird sich immer negativ auswirken.

Sobald eine toxische Person genug Informationen hat, streut sie gerne manipulierend kleine Wahrheitssplitter über den Überlebenden. Und wie? Am häufigsten betrifft es Tatsachen in Bezug auf Unsicherheiten des Überlebenden oder Bereiche, in denen er Entwicklungsbedarf hat. Warum werden diese beiden Bereiche von missbrauchenden Menschen besonders hervorgehoben? Die Täter versuchen, den Überlebenden dazu zu bringen, alle Schuld für Konflikte und Beziehungsprobleme auf sich zu nehmen. Ein Löffel voll Wahrheit lässt ihr Gift leichter und weniger auffällig einsickern. Wir glauben eher jemandem, wenn er auf unsere Fehler hinweist, und setzen dann das, was wir über unsere Charakterfehler wissen, mit seinen Beschwerden über uns in Verbindung. Es ist die perfekte Konstellation, dass der Überlebende die Verantwortung übernimmt und der Täter aus dem Schneider ist.

Fast alle Überlebenden durchleben während des Heilungsprozesses einen Moment, in dem sie sich fragen, ob der Täter einfach nur „dumm“ ist und nicht weiß, welche Schmerzen er verursacht. Dann machen sie eine Kehrtwende und fragen sich, ob der Täter sich dessen bewusst ist und genau weiß, was er tut. Für die Genesung eines Überlebenden ist es von entscheidender Bedeutung, in der Lage zu sein, die Frage zu beantworten: „Sind sie nur dumm oder sind sie sich dessen bewusst?“ Täter, die psychische Gewalt anwenden, wissen, wann und wo sie ihre manipulativen Spiele abbrechen müssen. Sie wissen genau, wie man die richtigen emotionalen Knöpfe drückt, um bei der Zielperson die enttäuschte Reaktion zu erreichen, nach der sie sich sehnen. Sie wissen, wie man Menschen in eine dysfunktionale Triangulierung bringt und sich selbst als Opfer erscheinen lässt. Sagen Sie mir, klingt das nach jemandem, der zu „dumm" ist, um zu wissen, dass seine Handlungen anderen schaden? Die Täter wissen es.

Wenn ein Überlebender versucht, mit einem psychisch Missbrauchenden über dessen negatives Verhalten zu sprechen, dann ist es ein beliebter Schachzug der toxischen Person, einfach nicht zu antworten. Sie sagen nichts. Absolutes Schweigen. Wenn ein Überlebender fragt, warum er nicht antwortet, dreht die toxische Person die Situation um und sagt so etwas wie: „Ich werde nicht mit dir streiten". Begreifen Sie, was gerade passiert ist? Der Überlebende wird beschuldigt, ein Drama oder einen Streit verursacht zu haben, und die toxische Person setzt sich selbst in keinem Fall mit ihrem Verhalten auseinander. Sie geben sich große Mühe, nie über ihre eigenen Handlungen zu sprechen. Psychisch missbrauchende Menschen wissen genau, welche Manipulationsspiele sie spielen, und sie wissen, dass es funktioniert. Warum, glauben Sie, haben sie kein Interesse daran, ihr Verhalten zu ändern? Sie genießen die Macht, die Kontrolle, das Vergnügen und das Spiel, das sie spielen. Wie bei einer Marionette hält der Missbrauchende die Fäden derer in der Hand, die ihm am nächsten stehen.

Narzissten, Soziopathen und Psychopathen hassen es, wenn eine Zielperson auf die Ungereimtheiten in ihren Handlungen hinweist. Toxische Menschen arbeiten hart daran, ihr Chaos produzierendes Verhalten zu verbergen. Sie sind stolz darauf, die Kontrolle zu haben und von nichts und niemandem beeinflusst zu werden. Das ist jedoch eine Lüge. Sie verhalten sich in der Regel defensiv, wenn ein Überlebender beginnt, die Muster ihrer Handlungen zu erkennen. Als Ablenkungstaktik kann ein Täter Dinge sagen wie: „Meine wahren Freunde sind nicht gemein zu mir“ oder „Ein guter Ehepartner würde sich nie so verhalten“ oder „Ich würde mehr von einem reifen Mitarbeiter erwarten“. Diese Aussagen sollen den Blick von der fehlenden Konsistenz des Täters ablenken und auf den Überlebenden richten. Psychisch missbrauchende Täter übernehmen keine Verantwortung für ihre Handlungen, sodass sie diese jemand anderem zuschustern.

Damit die toxische Person die Schuld von sich selbst auf den Überlebenden schieben kann, beginnt sie gerne mit den Worten „Wenn nur …“. Wenn nur der Überlebende nicht so sensibel wäre, wenn nur der Überlebende verzeihen könnte, wenn nur der Überlebende nicht eifersüchtig wäre, dann könnte die Beziehung gerettet werden. Das stimmt nicht. „Wenn nur …“ ist eine subtile Form des Missbrauchs, denn es klingt, als wünschte sich der Missbrauchende, dass die Beziehung gerettet und gesünder werden könnte. In der Realität ernährt er sich von dem Konflikt. Täter haben kein Verlangen nach einer dauerhaften Beziehung. Sie erhalten eine weitere Gelegenheit, den Überlebenden heimlich zu beschimpfen, wenn sie sagen: „Wenn nur …“

Toxische Menschen beschuldigen die Überlebenden gerne, egoistisch zu sein. Dies geschieht oft dann, wenn ein Überlebender versucht, sich etwas Gutes zu tun. Der Täter will die Freude an einer Aktivität kaputtmachen. Es ist das kalkulierte Bestreben, dafür zu sorgen, dass der Überlebende sich erschöpft, ängstlich und verwirrt fühlt. Ein Überlebender, der Selbstfürsorge praktiziert, ist eine Bedrohung für einen psychisch Missbrauchenden. Durch die Selbstfürsorge kann ein Überlebender genug innere Stärke gewinnen, um Grenzen zu setzen und sich zu weigern, weiterhin in Angst zu leben. Die Begrenzung der Zeit, die einem Überlebenden für Aktivitäten gewährt wird, die ihm Spaß machen, ist eine Form von Gehirnwäsche. Wenn der Überlebende als egoistisch beschimpft wird, weil er Dinge tun will, die ihm Spaß machen – typischerweise ohne den Missbrauchenden –, müsste er enorm viele Schuldgefühle beiseiteschieben, um noch Freude zu empfinden. Vor der Heilung hätten die meisten Überlebenden aus Angst vor einer Vergeltung durch den Täter einfach keine unterhaltsamen Aktivitäten unternommen. Wenn sie sich erst einmal erholt haben, erkennen die Betroffenen das Spiel, das gegen sie geführt wird, und lassen sich nicht davon abhalten, ein abwechslungsreiches Leben zu führen.

Unsere Lebensqualität wird ernsthaft beeinträchtigt, wenn wir isoliert gehalten werden und keine Hoffnung im Alltag haben.

Psychisch Missbrauchende sorgen dafür, dass Menschen scheitern. Sie genießen den Versuch, einem Überlebenden zu beweisen, dass er unrecht hat, und ihn in Verlegenheit zu bringen. Wie wird dies erreicht? Ein Täter gibt falsche Informationen weiter, dann lehnt er sich zurück und sieht zu, wie die Zielperson den Köder (die Lüge) schluckt. Sie verspotten den Überlebenden, beschämen und kritisieren ihn, weil er das „Falsche“ getan hat. Dies geschieht, um den Gerüchten, die der Täter über den Überlebenden verbreitet hat, mehr Glaubwürdigkeit zu verleihen und um sich selbst als das wahre Opfer darzustellen. Toxische Menschen setzen alles daran, einen Überlebenden hereinzulegen. Täter wollen den Überlebenden in den Augen anderer schlecht aussehen lassen. Normalen Menschen fällt es extrem schwer zu begreifen, dass die Täter sich solche Mühe machen, aber sie tun es. Dieser Unglaube ist oft ein Hindernis für Außenstehende, den Schaden zu erkennen, der angerichtet wird. Um ihn nachzuvollziehen, müssen sie bereit sein zu akzeptieren, dass manche Menschen zu Bösem fähig sind und Vergnügen dabei empfinden, Unschuldigen psychischen Schaden zuzufügen.

Toxische Menschen sind ständig in erhöhter Alarmbereitschaft, damit es niemals so aussieht, als sei etwas ihre Schuld. Ein Beispiel? Sie werden lügen und behaupten, dass sie sich entschuldigt haben, obwohl sie es in Wirklichkeit nicht getan haben. Auf die Frage eines Überlebenden, warum der Täter nie die Verantwortung für den von ihm verursachten Schaden übernimmt, könnte ein psychisch Missbrauchender antworten: „Ich habe doch gesagt, es tut mir leid!“ In Wirklichkeit haben sie diese Worte nie gesagt. Sie würden über den Sachverhalt einer Situation streiten oder dem Überlebenden die Schuld

Selten entschuldigt sich eine toxische Person aufrichtig. Das wäre ein zu großer Beweis dafür, dass sie genau wie alle anderen fehlerhaft sind.

geben. Vielleicht auch beides. Ihr wahnhaftes, grandioses Selbstbild muss geschützt werden. Sie kämpfen darum, die Illusion aufrechtzuerhalten, dass sie immer im Recht ist. Wenn es jemals eine Entschuldigung geben sollte, muss ein Überlebender wirklich genau hinhören, um zu verstehen, ob der Täter sich vielleicht auf eine Art entschuldigt, die ihm dienlich ist, ob er so tut, als hinterfrage er sein Verhalten, um den Überlebenden zu verwirren, oder ob er beide Taktiken anwendet. Aufrichtige, dauerhafte Reue gehört nicht zu den Fähigkeiten eines psychisch Missbrauchenden.

Menschen, die psychische Gewalt ausüben, streiten hartnäckig ab, dass ihre Handlungen verletzend sind. Die Überlebenden können enorm viel Zeit damit verbringen, genau zu erklären, was die toxische Person Anormales getan hat. Der Täter kann sogar vorübergehend zugeben, dass seine Handlungen schädlich sind, aber darauf folgt immer die krasse Kehrtwende zu seiner grundlegenden Haltung der Verleugnung. Täter sagen gerne Dinge wie „Was tue ich dir an?“ oder „Wie mache ich es dir schwer?“. Diese Kommentare kommen selbst dann noch, wenn der Überlebende stundenlang alle Beweise für den Missbrauch dargelegt hat. Das Fazit? Psychisch Missbrauchende werden nie dauerhaft die Verantwortung für ihr Verhalten übernehmen. Es ist unglaublich zu sehen, dass es überhaupt keinen Sinn macht, wenn Überlebende weiterhin versuchen, den Täter dazu zu bringen, seine Handlungen zu erkennen. Sie werden niemals zugeben, dass sie es verstehen, weil sie bereits wissen, was sie tun, und sich dafür entscheiden, ihre selbstsüchtige, schädliche Art und Weise fortzusetzen.

Überlebende tun gut daran, nicht in die Falle zu treten, alle Handlungen zu hinterfragen, denn es ist wahrscheinlich, dass sie nie genug Zustimmung zeigen können, um eine wirklich toxische Person zufriedenzustellen.

Eine der Hauptanschuldigungen, die Narzissten, Soziopathen und Psychopathen gegen Überlebende erheben, ist, dass die Überlebenden respektlos seien. Warum hört man diese Klage so häufig von toxischen Personen? Es liegt daran, weil ihr stark überhöhtes Ego sie glauben lässt, dass selbst die kleinste Korrektur oder der geringste Widerspruch gegenüber ihren Ansichten ein großes Zeichen von Respektlosigkeit ist. Überlebende, die sich im Heilungsprozess befinden, stellen fest, dass die Behauptungen eines Täters, die Handlungen des Überlebenden seien respektlos, nicht der Wahrheit entsprechen. Selbst die meisten nicht-konfrontativen Diskussionen können dem Überlebenden gegenüber verdreht werden. Nur in der Vorstellung eines psychisch Missbrauchenden ist ein normales Gespräch, bei dem Meinungen ausgetauscht werden, gleichbedeutend mit Respektlosigkeit. Sie leben in ihrer eigenen verzerrten Welt, in der sie König und Königin aller Meinungen sind.

Warum fügen psychisch Missbrauchende anderen Schaden zu?

Ich lese viel, höre Podcasts und Radiosendungen zum Thema Narzissmus, Soziopathie, Psychopathie und der Genesung von diesen Arten von Missbrauch. Ich habe festgestellt, dass es ein breites Spektrum an Ansichten über die Entwicklung von Persönlichkeitsstörungen gibt. Einige argumentieren, dass es dabei um eine große Bandbreite an Eigenschaften gibt, die wir als normale menschliche Charakterschwächen betrachten sollten. Narzissmus scheint die Grauzone zu sein, worüber die größte Uneinigkeit herrscht. Die üblichen Lehrmeinungen über Soziopathen und Psychopathen konzentrieren sich auf deren enormen Mangel an Einfühlungsvermögen. Hollywood hat sogar versucht, ein Bild davon zu zeichnen, wie Menschen mit Persönlichkeitsstörungen agieren. Einige dieser Figuren sind wahrhaftige Spiegelbilder der Störungen und andere sind lediglich Hollywood-Versuche, einen aufregenden Film oder eine Fernsehshow zu produzieren.

Lassen Sie mich hier innehalten und einen sehr häufigen Irrtum korrigieren: Persönlichkeitsstörungen gehören nicht in die gleiche Klassifizierung von psychischen Gesundheitsstörungen wie z. B. die bipolare Störung oder die schwere depressive Störung. Ich war entsetzt, als ich kürzlich einen Blog-Beitrag las, der ein völlig falsches Bild vom wahren Charakter des „Störungs"-Anteils bei Narzissten und Menschen mit antisozialer Persönlichkeitsstörung hatte. Der schlecht geschriebene Artikel ging so weit zu sagen, dass Überlebende, die darauf bestehen, dass Narzissten, Soziopathen und Psychopathen für ihre missbräuchlichen Handlungen zur Rechenschaft gezogen werden müssen, in Wirklichkeit Menschen mit einer Störung diskriminieren. Das haben sie in der Tat geschrieben. Was für ein kompletter Unsinn. Es zeigt den Mangel an echtem Verständnis, der

Persönlichkeitsstörungen bilden sich in der Kindheit und Jugend durch einen Mangel an gesunden Bindungen zu ihren primären Bezugspersonen.

sich in den Medien verbreitet und als Wahrheit dargestellt wird. Persönlichkeitsstörungen gehören im *DSM-5* (DSM-5 ist die Abkürzung für die fünfte Auflage des *Diagnostic and Statistical Manual of Mental Disorders = Diagnostischer und statistischer Leitfaden psychischer Störungen*; Anm. d. V.; das von Therapeuten zur Diagnose von Klienten verwendete Handbuch) in eine andere Kategorie als andere organisch bedingte psychische Gesundheitsprobleme.

Menschen werden nicht mit einer Persönlichkeitsstörung geboren, aber sie können mit einer bipolaren Störung oder Autismus zur Welt kommen. Beide Diagnosen sind im DSM-5 enthalten.

Diese Bindungen können durch eine wiederholt ausgeübte allzu große Nachsicht entstehen, wenn die normalen gesellschaftlichen Regeln für das Kind und später den Teenager keine Anwendung finden. Es ist ein Umfeld, in dem die Betreuer die Jugendlichen grundsätzlich decken. Diese Menschen haben in anderen nur eine Quelle gesehen, die ihnen das Leben leichter machte. Eine einseitige Beziehung zu haben war die Norm. Das Kind bzw. der Teenager, dem man zu viel hat durchgehen lassen, lernte, dass menschliche Beziehungen nicht als Quelle gegenseitiger Freude dienen, sondern zu seinem eigenen Nutzen eingesetzt werden sollen. Es handelt sich hierbei nicht um eine „Helikopter-Erziehung“, sondern um einen gravierenden Mangel an Grenzsetzungen – das Versagen, dem Jugendlichen klarzumachen, dass er nur einer von Millionen Menschen auf der Welt ist. Die elterliche Botschaft war, dass das Kind und der Jugendliche einzigartig und besonders ist und sich außerhalb der Regeln befindet, die normale, einfache Menschen befolgen müssen. Diese Botschaft wurde nicht nur einmal überbracht, sodass das Kind mit der Zeit toxisch wurde. Es betraf die gesamte Erziehung des Kindes und wirkte bis ins Erwachsenenalter. In den wiederkehrenden negativen Entscheidungen des nun persönlichkeitsgestörten Erwachsenen setzt sich der Mangel an Bindungsmustern aus der Kindheit fort.

Außerdem kann ein Mangel an echter Bindung auch durch emotionale Vernachlässigung in der Kindheit und dann im Teenager-Alter auftreten. Die körperlichen Bedürfnisse sind vielleicht befriedigt worden, aber es kann andere Formen der Vernachlässigung gegeben haben, darunter vorgetäuschte Bindungen, die tief in das Familiengefüge reichen. Diese Erklärung könnte dazu führen, dass manche Leser innehalten und Mitleid mit den persönlichkeitsgestörten Personen haben – tun Sie das bitte nicht. Viele Menschen sind in einem Zuhause aufgewachsen, das nicht liebevoll war, und doch haben sie sich ein hohes Maß an Einfühlungsvermögen und Fürsorge für andere Menschen bewahrt. Toxische Menschen, die niemanden hatten, der ihr Bedürfnis nach authentischer Bindung befriedigte, entschieden sich, als sie alt genug waren, um ihre eigenen Bedürfnisse zu befriedigen, es zu einem Spiel zu machen, bei dem es darum ging, um jeden Preis „das ihnen Zustehende“ zu bekommen. Diese Menschen haben auch sehr hohe Ansprüche entwickelt, aber nicht, weil sie auf diese Weise erzogen wurden. Sie sehen das Leben als etwas an, das ihnen zusteht, und ihr unersättlicher Appetit veranlasst sie, mehr von dem zu wollen, was andere Menschen zu bieten haben. Sie benutzen andere ohne Rücksicht auf das Wohlergehen der Betroffenen. Sie sind berüchtigte „Nehmer" in einem Meer von „Gebern" in ihrem Leben. Solange sie das Ihre bekommen, was kümmern sie die andern?

Unzählige Menschen suchen nach Selbsthilfebüchern, Seminaren, Beratungen und anderen Möglichkeiten, um von den durch die Erziehung gemachten Prägungen zu heilen und zu wachsen. Warum können Narzissten, Soziopathen und Psychopathen nicht dasselbe tun? Sie werden es einfach deshalb nicht tun, weil sie absolut davon überzeugt sind, dass mit ihnen alles in Ordnung ist.

Ungeachtet dessen, wie der Mangel an Bindung die Persönlichkeit des Täters beeinflusst hat, gehört es zur Wahrheit, dass sie ihre schädlichen Verhaltensweisen durch freien Willen aufrechterhalten. Viele Menschen sind in einem Zuhause aufgewachsen, das ihre Bedürfnisse nicht befriedigte oder das übermäßig nachsichtig war bis hin zur Dysfunktionalität. Menschen kommen mit allen möglichen falschen Vorstellungen aus ihrer Kindheit ins Erwachsenenalter. Sie müssen diese Überzeugungen neu zusammensetzen, um ein gesundes Leben als Erwachsene zu führen. Dazu gehören gute Beziehungen und eine gute Elternschaft. Einfach alles. Toxische Personen mögen zwar Lippenbekenntnisse bzgl. einiger ihrer angeblichen Fehler machen, aber ihre Handlungen untermauern nicht ihre Eingeständnisse, dass sie Probleme haben, die es zu behandeln und dauerhaft zu beheben gilt. Jegliche Selbsterkenntnis, die sie an den Tag legen, ist bestenfalls von kurzer Dauer und echte therapeutische Arbeit wird nie durchgehalten. Das Fazit: Diese Menschen wollen sich nicht ändern. Die Art und Weise, wie sie ihr Leben leben, funktioniert für sie, und warum sollte es nicht so sein? Es geht nur um sie. Alles scheint sich nach ihren Bedürfnissen, ihren Wünschen, ihrer Zeit und ihren Zielen zu richten, ihren, ihren, ihren, ihren. Für Überlebende wird es mit der Zeit sehr anstrengend, immer im Schatten ihrer Forderungen und Erwartungen zu leben.

Es besteht ein großer Unterschied zwischen Charakterfehlern, die behandelt werden müssen, und den Eigenschaften einer persönlichkeitsgestörten Person. Sind wir nicht auch jederzeit in der Lage, völlig eigennützig und manipulativ zu handeln, Fremden gegenüber abfällig zu sein, unsere Kinder anzuschnauzen, mitten in einem Wutanfall als Erwachsener Türen zuzuknallen oder unsere eigene Selbsterhaltung auf Kosten eines anderen anzustreben? Sicher sind wir das. Niemand würde abstreiten, dass Menschen manchmal echte Drecksäcke sein können. Aber wenn der Moment unseres „kleinkindlichen“ Ausrasters vorbei ist, fühlen wir uns schlecht. Wir erkennen, was für Idioten wir waren, und schämen uns, dass wir unseren Ärger an anderen Menschen ausgelassen haben. Wir entschuldigen uns, indem wir ihnen sagen, dass es uns leid tut, etwas Nettes für sie tun oder innerlich bereuen, dass wir anderen gegenüber feindselig waren. Wir besinnen uns auf unser eigentliches Wesen als normalerweise einfühlsame Menschen, die über ihr lächerliches Verhalten reflektieren können. Narzissten können das nicht. Soziopathen und Psychopathen können das auch nicht. Sie können und wollen es nicht und haben auch kein Interesse daran, sich selbst zu hinterfragen. Sie werden immer anderen die Schuld geben und sich nie und nimmer ändern. Warum sollten sie das tun? In ihren Augen sind es die anderen, die voller Fehler sind und einer Korrektur bedürfen.

GEMEINSAME CHARAKTERZÜGE BEI ÜBERLEBENDEN

Wir haben einige Zeit damit verbracht zu untersuchen, wo, wann, wie und warum psychische Gewalt geschieht und wer dabei was tut. Ich möchte innehalten und kurz darüber sprechen, was ich bei den Überlebenden dieser Art von Missbrauch festgestellt habe. Zielpersonen für versteckten Missbrauch scheinen einige entscheidende gemeinsame Charaktereigenschaften zu haben. Einige sind positiv und einige müssen unbedingt bewältigt werden.

Eine dieser positiven Eigenschaften ist die hohe Anpassungsfähigkeit. Viele Überlebende beschreiben ihre grundlegende Lebenseinstellung vor dem Missbrauch als positiv, nach dem Motto „Gibt das Leben dir Zitronen, mach Limonade draus.". Vor den Misshandlungen wurde den Überlebenden häufig gesagt, dass sie locker drauf seien, Rückschläge abschütteln können und optimistisch blieben. Es ist oft die Fähigkeit, sich nach einer stressigen Phase wieder zu erholen, die die Missbrauchenden bei den Überlebenden ausnutzen. Die Täter machen immer mehr Druck und warten darauf, dass die Überlebenden emotional zusammenbrechen. Wenn man die Fähigkeit, chaotische Lebenssituationen zu meistern, nicht richtig steuert, kann sie durchaus sowohl Segen als auch Fluch sein. Kommt Ihnen das bekannt vor? Wurde Ihre eigene Kraft schon als Waffe gegen Sie eingesetzt?

Es herrscht etwas Verwirrung darüber, welcher Typ von Mensch in eine psychisch missbrauchende Beziehung hineingezogen wird. Das Klischee besagt, dass die Opfer – egal welcher Form von Missbrauch – bedürftige, abhängige Personen seien, die ohne ständige Bestätigung durch den Missbrauchenden nicht funktionieren könnten. Das trifft absolut nicht zu. Die meisten Überlebenden von verstecktem Missbrauch hätten sich nie vorstellen können, dass sie jemals so massiv an sich zweifeln würden, wie sie es während der toxischen Beziehung taten. Einer der wichtigsten Schritte zur Heilung besteht darin, zu akzeptieren, in welchem Maße sich ihre grundlegende Persönlichkeit in dem schädlichen Umfeld verändert hat.

Oft wird gefragt, ob co-abhängig oder ein Empath (eine hoch empathische Person) zu sein dasselbe ist. Nein, ist es nicht. Wo liegt der Unterschied? Co-Abhängigkeit beinhaltet eine ungesunde Verstrickung, die zwischen zwei Menschen besteht. Sie tritt gewöhnlich in Beziehungen auf, in denen eine Person die andere Person dazu bringt, schlechte Entscheidungen zu treffen. Menschen, die mit Co-Abhängigkeit zu kämpfen haben, können neue Denk- und Verhaltensweisen lernen. Ein Empath zu sein ist eine Frage der Persönlichkeit und beinhaltet viele schöne Eigenschaften.

Wie bei allen Charaktereigenschaften gibt es Vor- und Nachteile. Hochgradig einfühlsame Menschen tun gut daran, das Maß ihrer Empathie auf einer Stufe zu halten, wo sie ihnen nicht selbst schadet. Abgrenzung ist die Grundlage für die Steuerung eines hohen Grades an Mitgefühl für andere Menschen. Psychisch Missbrauchende nutzen genau die Eigenschaften aus, die die meisten Empathen an sich selbst mögen. In der Heilungsphase erkennen viele Überlebende die starke empathische Ausprägung ihrer Persönlichkeit. Sie begreifen, dass ihre Beziehungsstärke vom Täter gegen sie eingesetzt wurde.

Eine der häufigsten Charaktereigenschaften, die ich bei Überlebenden beobachtet habe, ist ihre Fähigkeit und ihr Wunsch, sich selbst zu reflektieren. Verallgemeinernd kann man sagen, dass die meisten Überlebenden in der Lage sind, sich kritisch mit ihrem eigenen Verhalten und ihren Motiven auseinanderzusetzen. Sie sind bereit, Charakterfehler bei sich selbst zu beheben. Genau diese persönlichen Stärken sind es, die Narzissten, Soziopathen und Psychopathen ausnutzen. Ein toxischer Mensch weiß, wenn er einen Überlebenden mit Anschuldigungen überschüttet, werden diese Worte tief sitzen. Sie veranlassen den Überlebenden, in sich zu gehen und darüber nachzudenken, ob die gegen ihn erhobenen Vorwürfe wahr sind. Ein geschicktes Ablenkungsmanöver. Denn eigentlich ist es der psychisch Missbrauchende, der mehr Selbstreflexion betreiben sollte, doch wird das nie und nimmer geschehen.

Ein toxisches Umfeld kann selbst bei den geduldigsten Menschen schlechte Reaktionen hervorrufen. Überlebende von psychischer Gewalt nehmen bei sich eine Verhaltensweise wahr, die nicht zu ihrer eigentlichen Persönlichkeit passt. Diese Verschiebung kann ein Warnhinweis dafür sein, dass das Umfeld nicht in Ordnung ist. Die Veränderung im Verhalten der Überlebenden kann leider auch jegliches toxische Gerede befeuern, das von missbrauchenden Tätern oder Gruppen verbreitet wird. Ein Beispiel?

Ein Missbraucher macht etwas extrem Verletzendes und alle Augen richten sich auf ihn. Der Überlebende reagiert darauf mit Wut, und raten Sie mal, auf wen sich der Fokus verschiebt? Auf den Überlebenden. Die Aufmerksamkeit sollte auf den Täter gerichtet sein, der durch seine Handlungen die Spannung ausgelöst hat, aber es ist die Reaktion des Überlebenden, die die ganze Aufmerksamkeit auf sich zieht. Es ist ein Teufelskreis, der es der toxischen Person ermöglicht, die Schuld immer wieder von sich selbst wegzuschieben. Überlebende gewinnen ihr Selbstwertgefühl zurück, wenn sie die Kontrolle mittels Kein-Kontakt oder mittels Distanz zum Missbrauchenden übernehmen und Strategien entwickeln, um mit den in einem ungesunden Umfeld entstehenden Auslösern umzugehen. Wenn Sie merken, dass Ihre Reaktionen die permanente Beschwerdeliste des Missbrauchers zu verlängern scheinen, lassen Sie sich nicht entmutigen. Sie haben so reagiert, wie es Ihnen nach Ihrem besten Wissen zum jeweiligen Zeitpunkt möglich war. Wenn wir uns durch die sechs Stufen der Heilung begeben, geht es darum, Ihnen bewusst zu machen, was Sie durchgemacht haben. Dabei werden Sie auch neue Bewusstseinsebenen entdecken.

Manche Überlebende psychischer Gewalt stellen fest, dass sie selbst einige der negativen Eigenschaften des Täters angenommen haben. Wie ist das möglich? Ein Überlebender setzt z. B. Silent Treatment (abruptes Beenden und Verweigerung der Kommunikation) zur Bestrafung ein. Der Überlebende tut dies, weil die Methode des Silent Treatment eine Waffe gegen ihn selbst war und tief verletzend ist. Die unter psychischer Gewalt leidende Person versucht, dem Täter deutlich zu machen, wie verheerend das Schweigen sein kann, aber es ist ein vergebliches Bemühen seitens des Überlebenden. Ein Täter wird sein Verhalten nicht ändern, einfach nur weil der Spieß umgedreht wurde. Aus seiner Sicht befindet er sich im Recht, was sein Verhalten gegenüber anderen angeht. Die Doppelmoral besteht darin, dass die Täter davon überzeugt sind, es nicht zu verdienen, schlecht behandelt zu werden. Ein Überlebender ist weitaus besser dran, wenn er sich selbst treu bleibt und eine gesunde Distanz zum Täter schafft.

Wenn Überlebende über bestimmte Details einer psychisch missbräuchlichen Erfahrung berichten, beginnen viele ihrer Sätze etwa so: „Ich weiß, es klingt dumm" oder „Ich weiß, es ist keine große Sache, aber …". Sie sprechen dann über Vorfälle, die die heimliche und versteckte Natur von psychischer Gewalt überdeutlich machen. Für sich allein genommen hat jedes toxische Gespräch oder jede verletzende Situation vielleicht keine große Bedeutung. Wenn ein Überlebender jedoch beginnt, alle Ereignisse aneinanderzureihen, dann wird das allgegenwärtige Lebensmuster, bei dem sich stets alles auf den Täter konzentriert, glasklar. Es ähnelt den Bildern, die sich aus Hunderten von kleinen Punkten zusammensetzen. Natürlich könnte man sehr nahe herangehen und seinen Blick auf einen einzigen Punkt fokussieren, aber das zeigt einem nicht sehr viel. Wenn Sie die Punkte bzw. die Momente psychisch missbräuchlichen Verhaltens in ihrer Gesamtheit betrachten würden, was würden Sie sehen? Welches Bild ist durch den Täter entstanden? Wahrscheinlich nichts, was Sie sich an die Wand hängen würden, um es jeden Tag zu betrachten. Genau deshalb ist eine Heilung notwendig.

Das Erkennen von psychischer Gewalt kann schwierig sein, denn je nachdem, aus welchem Blickwinkel man die Verhaltensweisen betrachtet, können sie missbräuchlich oder normal erscheinen. Wie kann das geschehen? Wenn eine toxische Person Schweigen als Bestrafung einsetzt, könnte ein Überlebender das missbräuchliche Verhalten fälschlicherweise so umdeuten, dass die missbrauchende Person nur nicht streiten will oder vorübergehend Abstand zum angespannten Verhältnis braucht. Psychisch Missbrauchende setzen darauf, dass das Opfer ihr toxisches Verhalten herunterspielt, als normal betrachtet und bereit ist, weiteren Missbrauch zu ertragen. Die Überlebenden tun sich selbst einen großen Gefallen, wenn sie keine Entschuldigungen für schädigende Handlungen finden. Eine wichtige Frage für die Zielpersonen ist: Würden Sie jemand anderen so behandeln, wie Sie behandelt wurden? Wenn die Antwort Nein lautet, ist der Missbrauch leichter zu erkennen. Widerstehen Sie, weiterhin vor sich selbst die Tatsachen zu leugnen. Die Wahrheit anzuerkennen ist schmerzhaft, aber notwendig.

SECHS STUFEN DER HEILUNG

STUFE EINS: VERZWEIFLUNG

Wenn Überlebende zum ersten Mal eine Therapie zur Heilung von psychischer Gewalt beginnen, wissen viele nicht einmal, dass sie missbraucht wurden. Sie wissen aber, dass das Leben schwierig für sie geworden ist, und sie suchen nach Antworten. Einige begreifen noch nicht das ganze Ausmaß dessen, was ihnen von dem/den Missbraucher(n) angetan wurde. Zu Beginn der Therapie befinden sich die Überlebenden (meistens) in einem emotionalen Chaos, sie sind ängstlich, niedergeschlagen oder selbstmordgefährdet. Manchmal treffen all diese Faktoren zu und weitere darüber hinaus. Der allererste Punkt, an dem wir beginnen, ist sicherzustellen dass sie sich nicht selbst verletzen. Sobald dies gelungen ist, beginnen wir damit, die Verzweiflung, die der Überlebende empfindet, genau zu bestimmen. Die erste Stufe der Heilung kann eine beängstigende Zeit im Leben sein. Zum Glück folgen weitere Stufen und es wird sich ein Hoffnungsschimmer zeigen.

Gleich zu Beginn muss ich bei meinen neuen Klienten einschätzen, wie hoch das Risiko einer Selbstgefährdung ist. Lassen Sie es mich ganz offen sagen: Als Therapeutin muss ich feststellen, ob ich der Ansicht bin, dass ein neuer Klient versuchen könnte, sich umzubringen. Manchmal kann psychische Gewalt so lebensverändernd sein, dass Überlebende in eine schwere Depression versinken. Sie wissen noch nicht, dass sie eine Marionette waren, mit deren Fäden ein missbrauchender Puppenspieler geschickt gespielt hat. Sie haben nur erkannt, dass sie nicht mehr so weiterleben können, und da haben sie recht. Selbstmord darf jedoch nicht die Antwort sein. Niemals. Ich halte hier inne, um Ihnen etwas Wichtiges zu sagen: Wenn Sie jemals irgendwelche Gedanken oder Gefühle hatten, die Ihnen Angst gemacht haben, weil Sie sich möglicherweise selbst schaden könnten, dann tun Sie das, worum ich meine Klienten bitte: Offenbaren Sie sich jemandem. Sagen Sie es einem Freund, einem Therapeuten, wählen Sie den Notruf oder gehen Sie in die nächste Notaufnahme und holen Sie sich Hilfe. Es gibt viele Möglichkeiten, um Menschen aus dem Abgrund von Selbstmordgedanken zu befreien. Ich möchte, dass Sie die nötige Unterstützung erhalten. Wenn eine Person sich wegen eines Missbrauchers schadet, durchfährt ein tiefer Schmerz die Community zur Bewältigung von psychischer Gewalt. Wir befinden uns alle auf derselben Reise.

Wenn ich festgestellt habe, dass ein neuer Klient nicht in Gefahr ist, sich selbst zu verletzen, beginnen wir mit der Arbeit, um die Verzweiflung zu erkunden, die der Überlebende empfindet. Wir versuchen zunächst das, was dem Klienten passiert ist, zu entflechten. Es gibt keine identischenGeschichten von psychischer Gewalt, aber es gibt einige unglaublich ähnliche Themen. Später in *Kapitel Zwei: Auf-*

klärung werden Sie sehen, wie sich die Geschichten der Überlebenden in gewisser Weise ähneln. Wie ich bereits erwähnte, werden in der Community oft Witze gemacht, dass es ein Handbuch für toxische Personen geben müsse, weil es so aussieht, als hätten sie alle die gleichen schmutzigen Tricks und Spiele gelernt, die man mit ahnungslosen Menschen spielen kann.

Zu Beginn meiner Arbeit mit einem neuen Klienten frage ich in der Regel, warum er eine Beratung bei mir oder einem anderen Therapeuten sucht. Ich thematisiere immer die Möglichkeit, auch mit einem anderen Therapeuten zusammenzuarbeiten, weil ich nicht davon ausgehe, dass ich für jeden Klienten gut geeignet bin. Wenn ich das täte, müsste ich mich vielleicht hinterfragen, ob ich nicht an Selbstüberschätzung leide. Ein harmonisches Verhältnis und eine ähnliche Sicht aufs Leben sind zwei sehr wichtige Komponenten, wenn ein Klient und ein Therapeut sich für eine Zusammenarbeit entscheiden. Ich beginne auch nicht mit jedem, der einen Termin vereinbart, eine therapeutische Beziehung. Die erste Sitzung ist hilfreich, um zu sehen, ob wir in weltanschaulicher und persönlicher Hinsicht gut zusammenpassen. Wenn nicht, überweise ich gerne an einen anderen Therapeuten in der Stadt, den ich kenne und dem ich vertraue. Wenn Sie schon bei einem Therapeuten waren und es für Sie nicht gepasst hat, suchen Sie weiter. Der Weg durch den Prozess der Heilung von psychischer Gewalt ist sehr komplex, versuchen Sie also, ihn möglichst nicht alleine zu gehen. Es gibt großartige Online-Quellen für die Unterstützung durch ebenfalls Betroffene. Ein Teil meiner

Hoffnung, die ich mit diesem Buch verbinde, besteht darin, dadurch eine Bewegung von lokalen Selbsthilfegruppen zu starten, die sich mit den Inhalten dieses Buches befassen. Den Überlebenden wird es guttun, sich in einer sicheren Umgebung mit anderen zu treffen und gemeinsam die sechs Stufen der Heilung durchzuarbeiten. Wenn Sie daran interessiert sind, eine lokale Gruppe zu initiieren oder zu finden, schauen Sie bitte unter www.healingfromhiddenabuse.com.

Wenn ich mich zum ersten Mal mit einem neuen Klienten treffe, stelle ich ihm viele Fragen. Ich bin bekannt dafür, dass ich unterbreche. Wenn ich es das erste Mal in einer Sitzung tue, entschuldige ich mich sofort und erkläre, dass ich das Gespräch ab und zu unterbrechen muss, damit ich nach den Mustern innerhalb der vom Klienten beschriebenen Situation suchen kann. Wenn ein Klient mit seiner Geschichte fortfährt, ohne innezuhalten und dem Gesagten nachzuspüren, wird der verborgene Charakter der psychischen Gewalt sicherlich übersehen. Einer der Gründe, warum diese Form des Missbrauchs so heimtückisch ist, liegt in der Schwierigkeit, Themen, die normale (nicht-toxische) Beziehungen betreffen, von denen missbräuchlicher Beziehungen zu trennen, da sie oft sehr dicht beieinanderliegen. Auf den ersten Blick wirken die meisten toxischen Begegnungen normal. Unstimmigkeiten zwischen Kollegen, Familienmitgliedern, Freunden und Angehörigen passieren. Niemand würde dies bestreiten. Die therapeutische Arbeit beginnt jedoch, wenn es uns gelingt, den als normal geltenden Beziehungs-Müll von dem Dreck der missbräuchlichen Beziehungen zu trennen, der die Welt eines Überlebenden auf den Kopf stellt.

Die meisten Überlebenden eines Missbrauchs, die sich für eine Therapie entscheiden, sind ziemlich erschöpft, wenn sie in meine Praxis kommen. Das Spektrum innerhalb der Stufe der *Verzweiflung* ist groß. Sie reicht von der Verwirrung darüber, warum man derartig behandelt wurde, bis hin zu einer notwendigen, sofortigen medizinischen Versorgung, damit der Klient sich emotional und/oder körperlich stabilisiert. Das sind die beiden Extreme und die meisten Menschen landen irgendwo in der Mitte. Allen Überlebenden ist gemeinsam, dass sie Gespräche und Situationen, die den Täter betreffen, im Kopf durchspielen. Sie suchen nach Gründen, warum sie so schlecht behandelt wurden. Die Verwirrung, die mit psychischer Gewalt einhergeht, ist eine der am schwersten zu fassenden. Ich höre oft Aussagen wie: „Irgendetwas stimmt mit dieser Person nicht. Ich weiß, dass ich nicht perfekt bin, aber ich behandle Menschen nicht so, und normale Menschen tun das nicht." Das ist richtig. Normale Menschen spielen nicht all die toxischen Spiele, die psychische Missbraucher spielen, und doch suchen die Überlebenden am Ende die Schuld bei sich selbst. Ein Höchstmaß trauriger Ironie.

In der Stufe der *Verzweiflung* fragen sich Überlebende von psychischer Gewalt, was mit ihnen nicht stimmt. Sie stellen Fragen wie „Warum kann ich mich nicht ändern, damit diese Beziehung funktioniert?", „Warum bin ich nicht stark genug, um darüber hinwegzukommen?". und „Warum herrscht bei mir solch ein fürchterliches Chaos?" Dies sind genau die Art Fragen, die von Selbstzweifeln und Selbstverachtung zeugen und die die Täter lieben. Und warum? Weil

Überlebende, die sich selbst hassen, zu sehr mit sich selbst beschäftigt sind, um zu merken, wer das wirkliche Problem ist, und um Änderungen vorzunehmen. Schall und Rauch. So mögen es toxische Menschen. Sie haben dann freie Hand, die Welt um sich herum subversiv zu verwüsten.

Überlebende, die immer wieder glauben, dass sie das Problem sind, dass sie nicht in Ordnung und nicht gut genug sind, werden den versteckten Missbrauch nie erkennen. Nicht weil sie es nicht wollen, sondern weil sie an der falschen Stelle nach Antworten suchen. Das ist ähnlich wie bei Menschen, die sich in Sekten verstrickt haben. Die Deprogrammierung von psychischer Gewalt ist ein notwendiger Schritt, der nicht auf die leichte Schulter genommen werden oder versäumt werden darf. Andernfalls werden die Lügen im inneren Dialog der Überlebenden ihre Kreise ziehen und sie noch lange nach dem Ende des Kontakts mit dem Täter mental gefangen halten. Dies gilt unabhängig davon, ob es sich bei dem Täter um ein Familienmitglied, einen Mitarbeiter, einen Gleichaltrigen oder einen Kirchenführer handelt. Die Heilung von psychischer Gewalt setzt immer voraus, dass der Überlebende die Lügen, die ihm erzählt wurden, identifiziert und sie als Manipulationswerkzeuge erkennt. Welche Lügen mussten Sie in Ihrer eigenen missbräuchlichen Beziehung identifizieren?

Während der Therapie beginnen wir, die bewussten und unbewussten Lügen, die der Täter dem Überlebenden eingepflanzt hat, buchstäblich zu deprogrammieren.

Es vergeht keine Woche, in der nicht mindestens einer meiner Klienten während einer Sitzung sagt: „Ich kann das nicht mehr." Ich finde, dass dies kraftvolle Worte sind. Sie sollten als erstes Zeichen gesehen werden, dass sich wahrscheinlich Veränderungen am Horizont abzeichnen oder sich zumindest zeigen sollten. Eine Überlastung der *emotionalen Kapazität* ist der Grund, dass Menschen an den Punkt gelangen, an dem sie das Gefühl haben, dass sie nicht mehr in einer Beziehung verharren, nicht mehr am selben Arbeitsplatz bleiben, nicht mehr in einer einseitigen Freundschaft leben, nicht mehr mit dem Druck eines schädlichen Ehepartners kämpfen und sich nicht mehr bemühen können, unrealistische, toxische Familienverpflichtungen zu erfüllen, oder was auch immer sonst der Kern einer „Ich kann das nicht mehr"-Erklärung sein mag. Emotionale Kapazität. Wir alle haben sie in unterschiedlichem Maße und sie beeinflusst unsere Fähigkeit, einen Weg fortzusetzen, der für uns nicht unbedingt der beste ist. Wenn wir ein hohes Maß an emotionaler Kapazität haben, macht es uns anfällig, länger in einem missbräuchlichen Umfeld zu bleiben. Das ist keine gute Sache. Andererseits hilft ein hohes Maß an emotionaler Kapazität den Überlebenden, sich zu erholen und wirklich zu heilen. Unsere eigenen Stärken können zweischneidige Schwerter sein, wenn wir es mit missbrauchenden Menschen zu tun haben.

Wenn man an den Punkt kommt, an dem man das Gefühl hat, dass man nicht mehr weitermachen kann, ist das nichts Schlechtes. Ich habe wiederholt beobachtet, wie erstaunlich starke Männer und Frauen einige bedeutende und notwendige

Veränderungen in ihrem Leben vorgenommen haben, nachdem sie zu ihrem eigenen „Ich kann das nicht mehr"-Punkt gelangen konnten. Deshalb heißt die erste Stufe der Heilung *Verzweiflung*. Als Stufe tiefer Trauer wird sie oft beschrieben. Als Trauer der Seele. Ein Grad der Erschöpfung, der manchmal schwer zu erklären ist. Wenn Sie es selbst erlebt haben, wissen Sie, wie es sich tief im Inneren anfühlt. Kein Schlaf kann einer müden und zerschlagenen Seele helfen.

Die Herausforderung von *Stufe Eins* besteht darin zu erkennen, ob wir wirklich an einem Punkt der echten Verzweiflung angekommen sind und eine Veränderung ansteht oder ob es nur ein vorübergehender Tiefpunkt ist. Werden wir zu weiteren Runden desselben Missbrauchs zurückkehren (nur in einem anderen Monat oder Jahr)? Nur weil wir in der Lage sind, uns zu einem bestimmten Weg zu zwingen, bedeutet das nicht, dass unser Nervensystem oder unsere körperliche Gesundheit mit dieser Entscheidung einverstanden sind. Ich glaube fest an die Verbindung zwischen Körper und Geist, und wenn wir weiterhin das tun, was uns schadet, wird unser Wohlbefinden irgendwann darunter leiden. Das ist unvermeidlich. Ich habe das gesamte Spektrum emotionaler und körperlicher Zusammenbrüche von Klienten im Zusammenhang mit psychischer Gewalt erlebt und sage daher, dass ein Überlebender, sobald sein Körper beginnt herunterzufahren, sich entscheiden muss, für wen und was er lebt. Einige Missbrauchstäter im mittleren bis oberen Bereich des Toxizitäts-Spektrums haben absolut keine Bedenken, Überlebenden auf jede erdenkliche Weise Leid anzutun, selbst bis zu deren völliger Vernichtung.

Meine Offenheit und Direktheit als Therapeutin ist wahrscheinlich bekannt. Ich rede nicht um den heißen Brei herum und schrecke nicht vor schwierigen Gesprächen zurück. Eine Frage, die ich vielen Klienten stelle, lautet: „Werden Sie sich für sich oder den Täter entscheiden?" Die ehrliche Antwort der meisten Menschen in *Stufe Eins* ist, dass sie es nicht sagen können; und wissen Sie was? Das ist okay! *Stufe Eins* ist nicht die Zeit, um große Entscheidungen zu treffen. Die meisten Kontaktunterbrechungen, welche die Überlebenden in dieser Stufe einleiten, sind nicht von Dauer. Sie finden sich unmittelbar auf dem Weg zurück in ihre Beziehung. Das ist auch in Ordnung. Ich glaube fest daran, dass man keine dauerhaften Entscheidungen treffen sollte, bevor man nicht sicher ist, dass es die richtigen sind. Sonst enden wir damit, dass wir leere Drohungen aussprechen und nicht in der Lage sind, unser Ziel zu erreichen. Dieses Hin und Her des Überlebenden bestärkt den psychisch Missbrauchenden nur in seinem Glauben, dass er den Überlebenden fest und vollständig unter Kontrolle hat. An der kurzen emotionalen Leine eines Täters zu sein, kann – und wird – selbst die stärksten Menschen verändern.

Oft habe ich Überlebende erlebt, die bei der Beschreibung ihres „alten Selbst" nur einen Abglanz der Person aufzeigen konnten, die sie vor dem Missbrauch waren. Einige zeigen gar keine Spuren ihres „alten Selbst" mehr und sind völlig in ihrem gegenwärtigen Leiden verwurzelt. Kurz gesagt, das Stadium der *Verzweiflung* ist nicht schön. Es ist die Stufe, in der der Überlebende erkennt, dass seine Karriere aufgrund des Chaos, das der Täter in sein Leben gebracht hat, verloren gegangen ist. Es ist das Stadium, in dem einige Klienten eingewiesen werden müssen, um sich körperlich und/oder emotional zu stabilisieren. Für einige ist es eine sehr einsame Stufe, weil niemand weiß, wie sehr der Schmerz in ihrem Inneren wütet. Einige Überlebende sind außergewöhnlich gut darin, ihre Zerrissenheit durch das Führen einer psychisch missbräuchlichen Beziehung zu verbergen. Sie behalten es für sich und lassen es niemanden wissen. Das ist die Haltung, die toxische Menschen am meisten lieben, denn ein isoliertes Opfer ist zugleich ein kontrolliertes Opfer. Für viele Menschen ist der Besuch beim Therapeuten die einzige Möglichkeit, über das zu sprechen, was wirklich in ihrem Leben geschieht. Ich erhalte das Privileg, die Wahrheit zu erfahren, und tue dies mit großer Demut und Dankbarkeit.

Es gibt viele Gründe, warum ein Überlebender seine Wunden vor der Außenwelt verbergen muss. Es könnte daran liegen, dass sie oder er mit jemandem verheiratet ist, der in der Gemeinde bekannt ist. Die sozialen Auswirkungen, die einem öffentlich gemachten Missbrauch folgen würden, wären offensichtlich. Wer vermag sich vorzustellen, dass ein Elternteil, der sich zu Hause in den eigenen vier Wänden grauenvoll verhält, dieselbe Person ist, die die Öffentlichkeit für einen Heiligen hält? Wie viele Menschen glauben, dass psychisch Missbrauchende auch Kirchenführer und Pfarrer sein können? Warum sich die Mühe machen, etwas zu sagen, wenn es doch niemand ernst nehmen wird? Es gibt Überlebende, die nicht bereit sind, das Handtuch zu werfen und ihre hart erarbeitete, gut etablierte Karriere aufzugeben, obwohl sie bei der Arbeit emotional genötigt werden. Sie setzen jeden Tag ihr Pokerface auf und quälen sich durch ihre Verzweiflung. Warum auch immer Sie sich in der ersten Stufe (*Verzweiflung*) des Heilungsprozesses befinden, wichtig ist, dass Sie beginnen. Viele Heilungsprogramme verfolgen ein Ein-Tages-Motto und ich bin ein großer Verfechter dieser Art des Denkens. Für diesen Tag. Das ist das, was im Moment zählt. Was können Sie heute tun, um einen Fuß vor den anderen zu setzen? Welche Entscheidungen müssen für heute getroffen werden, um ein wenig Ordnung in Ihr Leben zu bringen? Nur ein bisschen, wohlgemerkt. Niemand erwartet von Ihnen Perfektion, also tun Sie sich bitte selbst einen Gefallen und versuchen Sie, der Notwendigkeit zu widerstehen, den Heilungsprozess zu beschleunigen. Es ist wie bei einer körperlichen Wunde: Wenn wir die entsprechenden Voraussetzungen schaffen und nicht an der Wunde kratzen, wird sie von allein verheilen. Bei einer emotionalen Heilung ist es wirklich nicht anders. Wenn wir gemeinsam durch die verbleibenden fünf Stufen der Heilung gehen, werden wir das richtige Umfeld für Ihre Heilung schaffen. Nach und nach, und nicht mit einem großen Sprung nach vorn, nur um dann festzustellen, dass Sie wieder am Ausgangspunkt gelandet sind. Halten Sie hier inne und werfen Sie einen Blick auf ein Lineal. Suchen Sie eines in der Kramschublade, die wir alle haben, oder laden Sie sich ein Bild davon auf Ihr Handy. Haben Sie es? Wenn Sie das Lineal anschauen, denken Sie daran, dass wir uns nicht auf einmal von der 1 cm- zur 30 cm-Markierung bewegen. Solange wir uns in *Stufe Eins: Verzweiflung* befinden, bemühen wir uns um Wachstum im Maßstab der kleinen schwarzen Striche des Lineals. Durch kleine Veränderungen wird der Überlebende seinen Weg von der *Verzweiflung* bis zu *Stufe Sechs: Stabilisierung* gehen, einen Schritt nach dem anderen. Viele vor Ihnen haben genau denselben Weg gemacht. Sie sind nicht allein. Können Sie dasselbe tun, was sie getan haben? Natürlich können und werden Sie das, wenn Sie bereit sind, langsam auf das Ziel der Heilung hinzuarbeiten. Es gibt viele unterschwellige Botschaften, die wir entwirren müssen, und ein langsames, gleichmäßiges Tempo ist unsere beste Option.

Irgendwann im Laufe der Therapie stellt fast jeder Überlebende von psychischer Gewalt die Frage: „Woher wissen Sie, dass ich nicht die toxische Person bin?“ Das ist eine legitime Frage, aber sie zeigt auch das Ausmaß an Selbstzweifeln, die nach verstecktem Missbrauch zurückbleiben. Meine Reaktion darauf? Als Therapeutin, die mit dieser Leidensform vertraut ist, höre ich mir die Geschichten des Überlebenden genau an und erkenne die Missbrauchsmuster in Voicemail-Nachrichten, E-Mails und sonstigem Textaustausch zwischen dem Missbraucher und dem Überlebenden. Es wird sehr deutlich, wer der Täter ist, der die Tatsachen verdreht und Chaos schafft. Der subtile Charakter von psychischer Gewalt lässt die Überlebenden an sich selbst zweifeln, aber im Heilungsprozess bildet sich wieder Vertrauen.

In den Anfangsphasen der Heilung sprechen die Überlebenden oft von der toxischen Person als von „zwei völlig verschiedenen Menschen“. Der Überlebende beschreibt die Person, als ob es sich zugleich um eine nette und eine missbrauchende Person handelt. Die eigentliche Herausforderung bei diesem Ansatz ist, dass die Realität aufgespalten wird. Die toxische Person ist nicht ein liebendes Individuum mit einem bösen Zwilling, der ab und zu auftaucht. Sie ist der böse Zwilling. Einige haben auch gute Momente, in denen sie nett sind.

Die Überlebenden müssen gegen den Wunsch ankämpfen, das Verhalten der toxischen Person in einzelne Teile aufzuspalten, und sie in ihrer Gesamtheit als ein Individuum sehen, das für das Wohlbefinden der Überlebenden schädlich ist. Die schönen Momente sind oft sehr verwirrend und führen dazu, dass sich der Heilungsprozess des Überlebenden verzögert. Ich bitte die Überlebenden nicht darum, sich auf das Negative zu konzentrieren oder verbittert zu bleiben. Ich bitte meine Klienten, den psychischen Missbraucher als Ganzes zu sehen. Er ist kein Puzzle, dessen einzelne Teile wir eines nach dem anderen betrachten können. Die Überlebenden müssen das gesamte Puzzle zusammensetzen und zurücktreten, um das wahre Bild zu erfassen. Die Überlebenden können sich in der Stufe der *Verzweiflung* selbst helfen, indem sie es unterlassen, ihren Zorn zu bagatellisieren. Häufig sind die Überlebenden versucht, ihre Gefühle der Irritation, des Ärgers oder sogar der Wut beiseitezuschieben. Warum tun sie das? Weil sie glauben, dass nette Menschen sich nicht von ihrer Wut überwältigen lassen. Ist außer Kontrolle geratene Wut klug? Keinesfalls, und es kann zu noch mehr Problemen führen. Das Zulassen der Wut – aufgrund der Art und Weise, wie ihr Leben vom Missbraucher beeinflusst wird – sollte vielmehr als treibende Kraft für Veränderung genutzt werden. Um mit ihren Gefühlen in Verbindung zu bleiben, die als Motivation für das persönliche Wachstum dienen, brauchen die Überlebenden manchmal visuelle Erinnerungen an das, was sie erlebt haben. Ein Beispiel? Oft finden Menschen im Internet Meme, Bilder oder Zitate, die etwas Wahres ausdrücken. Diese Gegenstände bringen die Überlebenden wieder in Kontakt zu ihren echten Gefühlen gegenüber dem Täter, nämlich denen des Abscheus. Diese Energie treibt sie voran, um das zu tun, was getan werden muss, und gesünder zu werden. Wir können nicht heilen, wenn wir nicht in der Realität bleiben. Wunschbilder von dem, was sein könnte, was hätte sein können oder was hätte sein sollen, sind für die Heilung sehr kontraproduktiv. Den Wahrheiten, die nur schwer zu ertragen sind, muss die erschöpfte Seele ins Auge blicken, um genügend Energie für eine Veränderung der aktuellen Lebenssituation aufzubringen.

STUFE ZWEI: AUFKLÄRUNG

Psychische Gewalt ist außerordentlich heimtückisch und wird daher missverstanden. Genau das ist Teil der Taktik des/der Täter(s), den Missbrauch zu verbergen und unter Kontrolle zu halten. Ein Opfer kann nicht mit der Heilung beginnen, wenn es nicht beschreiben kann, was ihm angetan wurde. Das Erkennen der üblichen Methoden, die von psychisch Missbrauchenden angewendet werden, ist Gegenstand von Stufe 2. Diejenigen, die sich noch nicht lange im Heilungsprozess befinden, sollten wissen, was folgende Begriffe im Zusammenhang mit psychischer Gewalt bedeuten:

- *Gaslighting*
- *Schmierkampagne*
- *Fliegende Affen*
- *Narzisstische Kränkung*
- *Intermittierende Verstärkung*
- *Stufen der Idealisierung, Abwertung und des Verstoßes*

Es gibt noch weitere Begriffe, aber für Stufe Zwei ist diese Liste ein guter Ausgangspunkt für alle Heilung Suchenden.

Gaslighting? Fliegende Affen? Ich weiß, einige der mit dieser Form des Missbrauchs verbundenen Begriffe klingen zunächst seltsam. Wenn wir uns erst einmal genau angeschaut haben, was sie bedeuten, werden Sie sicher sehen, wie sie in Ihrem eigenen Leben bereits eine Rolle gespielt haben.

Gaslighting

Was in der Welt ist Gaslighting? Gute Frage. In den 1940er-Jahren gab es einen Film mit einem ähnlichen Titel. Er erzählt die Geschichte eines Mannes, der es darauf anlegt, seine Frau wie eine „Verrückte" aussehen zu lassen. Ich will nicht verraten, warum es für ihn wichtig ist, sie zu destabilisieren, aber es genügt zu sagen, dass er ihre Welt und ihr Selbstvertrauen systematisch zerstört. Das geschieht durch eine Form der Gehirnwäsche, die heute als Gaslighting bekannt ist.

Wenn ein Täter Gaslighting benutzt, schafft er oder sie Situationen, welche die Zielperson an ihren eigenen Erinnerungen und Bewertungen der Realität zweifeln lassen. Dies geschieht mit der Absicht, den Überlebenden so zu verunsichern, dass er dem Täter die Herrschaft über sein Leben überlässt. Wenn sich die Zielperson dann so unsicher verhält, wie vom Täter beabsichtigt, kann die Frage aufkommen, ob die Person ihr eigenes Leben überhaupt noch bewältigen kann. Genau das ist der Plan. Beispiele? Unbedingt! Es sind fiktive Beispiele, um einen bestimmten Sachverhalt zu veranschaulichen. Wenn sie wie Situationen aus dem wirklichen Leben klingen, ist es Zufall:

- Sie versuchen, Ihren Partner in einer bestimmten Situation darauf aufmerksam zu machen, wie sehr er Sie durch konkrete Worte verletzt. Anstatt Ihnen zuzuhören, reagiert er nur auf einen Teil dessen, was Sie gesagt haben. Sie versuchen es noch einmal und wieder reagiert ihr Partner nur auf einen Ausschnitt des von Ihnen Gesagten. Während Sie sich in diesem Kreislauf befinden, entfernen Sie sich immer weiter von der ursprünglichen Aussage. Schließlich erwidert Ihr Partner unfreundlich: „Wenn man sich nicht mal darauf verlassen kann, dass du dich an deine eigenen Worte erinnerst, wie können wir dann gut miteinander kommunizieren?" Sie entschuldigen sich, weil es wahr ist. Sie haben in dem Gespräch die Orientierung verloren, nicht aber Ihr Partner. Irgendetwas muss mit Ihnen nicht stimmen.

- Sie wissen, dass Sie auf Ihrem Schreibtisch eine wichtige Akte mit Plänen, die Sie zu einem späteren Zeitpunkt zu einer Besprechung mitnehmen wollen, liegen gelassen haben. Als Sie sie holen wollen, stellen Sie fest, dass die Akte weg ist. Sie durchsuchen Ihren gesamten Schreibtisch und beginnen in anderen Bereichen des Büros nachzuschauen. Als Sie an einem toxischen Kollegen vorbeihasten, fragt er, was los ist, und Sie erklären es ihm. Der Mitarbeiter sagt: „Oh, das habe ich im Kopierraum gefunden", und gibt Ihnen die fehlende Akte. Sie sind sehr verwirrt, weil Sie sich absolut nicht daran erinnern können, sie in diesen Raum mitgenommen zu haben. Ihr Kollege sieht Ihren verwirrten Blick und sagt etwas wie: „Gut, dass ich hier bin, um Ihr Chaos in Ordnung zu bringen." Sie bedanken sich bei dem Mitarbeiter und gehen völlig irritiert davon. Meine Güte.

Sie können nicht einmal den Überblick über wichtige Akten behalten.

- Ihre toxische Schwiegermutter (TMIL = toxic mother-in-law; Anm. d. V.) erinnert Sie gerne an all die Ex-Freundinnen Ihres Mannes und daran, wie nahe sie der Familie standen. Eine ehemalige Freundin kommt immer noch zum Abendessen und übernachtet bei der Familie, da sie als „eine weitere Tochter" gilt. Ihre Schwiegermutter bemüht sich nicht zu verbergen, dass es sie erschüttert hat, dass ihr Sohn diese Ex-Freundin nicht zur Ehefrau genommen hat. Es gibt eine spürbare Spannung zwischen Ihnen und Ihrer Schwiegermutter. Die ständige Erwähnung der Ex-Freundin reibt Sie auf, aber Sie versuchen darüber hinwegzusehen. Sie erinnern sich daran, dass Ihr Mann Sie und nicht die andere Frau gewählt hat. Während Sie sich fertig machen, um mit Ihren Schwiegereltern und Ihrem Ehemann spontan zu einer Veranstaltung zu gehen, stellen Sie fest, dass Sie für diesen Anlass nicht richtig gekleidet sind. Machen Sie sich keine Sorgen. Ihre Schwiegermutter weiß sofort eine Lösung. Sie geht zum Schrank im Gästezimmer, holt ein Kleid heraus, das wahrscheinlich etwas zu klein für Sie ist, und sagt hinterhältig: „Vielleicht kannst du das hier tragen. Es ist ein altes Kleid von Tiffany" (Tiffany, alias geliebte Ex-Freundin). Sie stehen da, verblüfft, dass Ihre Schwiegermutter die alten Kleider der Ex-Freundin im Gästezimmer aufbewahrt, dass sie Ihnen eines anbietet und sich Ihr Mann nichts dabei denkt, wenn Sie es möglicherweise tragen. Sie fühlen sich in der Situation extrem unangenehm, aber für die anderen ist es völlig normal. Was stimmt nicht mit Ihnen? Vielleicht sind Sie wirklich so unsicher und schwach. Es ist nur ein Kleid. *Ein Kleid, das zu klein ist.* Die Schwiegermutter wollte Ihre Gefühle nicht verletzen, oder?

- Sie sind in einem Zuhause aufgewachsen, in dem Erfolg als einziger Maßstab für den Wert eines Menschen galt. Erfolg zu haben bei allem, was Sie taten, war die unausgesprochene Forderung. Manchmal wurde es auch offen formuliert. Die klare Aussage war, dass es ein schlechtes Licht auf die Familie werfen würde, wenn Sie keinen Erfolg hätten. Sie strebten in jedem Bereich Ihres Lebens nach Perfektion. Eines Tages erhielten Sie in der Schule eine sehr angesehene Auszeichnung. Sie waren außer sich vor Freude, Ihren Eltern diese Nachricht mitzuteilen, damit diese stolz auf Sie wären. Sie konnten es kaum erwarten, ihnen von der Auszeichnung zu erzählen, aber als Sie mit Ihrem begeisterten Bericht fertig waren, schauten diese Sie ausdruckslos an, und einer sagte: „Wir haben dich nicht zu dieser Arroganz erzogen! Glaubst du, du bist der Einzige, der heute gute Nachrichten hat? Warum denkst du, dass du wichtiger bist als andere in unserer Familie?!" Sie wollten nicht unhöflich sein. Sie haben sich in der Tat darauf gefreut, es ihnen mitzuteilen, also sind Sie vielleicht doch ein arroganter Idiot. Schauen Sie nur, wie sehr Sie sich immer angestrengt haben, um blöde Preise zu gewinnen. Ihre Eltern haben recht. Sie halten viel zu viel von sich selbst.
- Sie sind Mitarbeiter einer Kirche. Ein toxischer Pfarrer bittet Sie in sein Büro und sagt Ihnen, dass Sie die Tür

offen lassen sollen. Der Pfarrer spricht mit leiser, strenger Stimme, während er Sie dabei ständig im Blick behält. Er konfrontiert Sie mit den administrativen Fehlern, die Sie gemacht haben. Während Sie zu erklären versuchen, warum Sie es nicht als Fehler betrachten, hebt er seine Hände in Ihre Richtung und sagt: „Hören Sie auf, Ausreden zu erfinden." Er beugt sich zu Ihnen, sieht Sie an und sagt: „Die einzig richtige Antwort ist ‚Es tut mir leid.'" Sie murmeln die Entschuldigung und verlassen zitternd den Raum. Später bringen Sie es gegenüber einem anderen Kirchenleiter zur Sprache. Als der toxische Pfarrer jedoch wegen des Treffens befragt wird, erwidert dieser mit Nachdruck, dass die Tür offen gelassen wurde, dass Leute direkt vor dem Büro saßen (was wahr ist) und dass Sie aufsässig waren, weil Sie seine Autorität nicht ernst genommen haben. Er wirft Ihnen vor, rebellisch zu sein, und stellt Ihre Eignung als Mitarbeiter der Kirche offen infrage. Den Rest des Tages und einige Tage danach verbringen Sie damit sich zu fragen, ob Sie für den Dienst untauglich sind.

Missbraucher wollen die Zielperson emotional bluten sehen, wenn sie das Selbstbewusstsein einer Zielperson mittels Gaslighting untergraben.

An diesen wenigen Beispielen von Gaslighting können Sie erkennen, dass psychische Gewalt sehr schwer zu fassen ist. Es wird nicht ohne Grund versteckter Missbrauch genannt. Sie wissen genau, was sie tun. Sie wollen, dass die Überlebenden in den Augen anderer läppisch aussehen. Sie wollen, dass sie sich selbst und ihr Realitätsverständnis infrage stellen. Sie wollen, dass die Überlebenden sich selbst verlieren, damit sie sie besser kontrollieren oder verspotten können.

Schmierkampagne

Wenn es psychisch Missbrauchenden nicht gelingt, ihre Zielpersonen dazu zu bringen, sich selbst infrage zu stellen – und sich dem Selbsthass auszusetzen –, werden die Täter mit Sicherheit versuchen, die Meinung anderer gegen die Überlebenden zu wenden. Vielleicht werden beide Taktiken angewendet. Eine Schmierkampagne soll die Zielperson isolieren, sodass sie sich nur an den Täter wenden kann, um „Hilfe" zu erhalten, oder sie soll beweisen, dass die Behandlung des Überlebenden durch den Täter gerechtfertigt ist.

Eine bewusste Schmierkampagne könnte in etwa wie die folgenden fiktiven Szenarien ablaufen:

- Ein Mitarbeiter sagt, er habe kurz vor einer entscheidenden Sitzung eine wichtige Akte auf Ihren Schreibtisch gelegt, aber Sie können sie nirgends finden. Sie stellen Ihren gesamten Schreibtisch auf den Kopf und suchen danach. Als Sie nervös in den Konferenzraum gehen, hat der toxische Mitarbeiter die Akte in der Hand. Als Sie ihn fragen, warum er gesagt hat, dass er sie auf Ihrem Schreibtisch gelassen habe, erwidert er spöttisch, dass er das nie gesagt habe. Er schaut zu den wichtigen Personen im Raum und verzieht sein Gesicht, als würde er sich Sorgen um Ihr Erinnerungsvermögen machen.
- Ihre toxische Schwiegermutter fragt Ihr Kind: „Möchtest du mit ins Kino gehen?" Natürlich sagt das Kind be-

geistert „Ja!“ und die Schwiegermutter geht in ihr Zimmer, um sich zurechtzumachen. Sie oder Ihr Ehepartner wurden zuvor nicht gefragt, ob es in Ordnung ist, dass Ihr Kind mit ins Kino kommt. Wenn die Schwiegermutter aus ihrem Zimmer kommt, bereit zu gehen, müssen Sie ihr und Ihrem Kind sagen, dass an dem Tag wegen anderer bereits verabredeter Termine keine Zeit für einen Kinobesuch ist. Enttäuscht rastet jetzt Ihr Kind aus und Ihre Schwiegermutter steht da, tut, als ob sie weint, und jammert: „Ich wollte nur einen schönen Tag mit meinem Enkelkind verbringen!“

- Ihr Freund lädt Sie zu einer Party ein und sagt, dass es eine zwanglose Poolparty wird. Sie sollen in Ihrem Badeanzug zu einem vergnüglichen Abend kommen. Bei Ihrer Ankunft müssen Sie feststellen, dass es eine Cocktailparty am Pool ist und Sie der einzige Trottel in Badebekleidung sind. Der Freund macht laut eine sarkastische Bemerkung: „Oh, da kommt diejenige, die sich nie an Anweisungen hält!“ Alle lachen und Sie sehen wieder wie der Idiot aus, der keine Anweisungen befolgen kann.
- Sie sind eines von vier Kindern. Die drei anderen Geschwister treffen sich regelmäßig, fordern Sie aber nie auf dazuzukommen. Als Sie sich schließlich entscheiden, offen über Ihre Gefühle der Ausgrenzung zu sprechen, wenden Sie sich an eines Ihrer Geschwister und finden heraus, dass Ihre Eltern vor Jahren allen Ihren Geschwistern gesagt haben, dass Sie sie nicht mögen. Ihnen wurde gesagt, dass Sie Probleme mit der jeweiligen Lebensentscheidung der Geschwister hätten. Das könnte nicht weiter von der

Wahrheit entfernt sein. Auch wenn Sie versuchen zu erklären, dass Ihre Mutter und Ihr Vater gelogen haben, glauben Ihre Geschwister nicht, dass Ihre Eltern so etwas tun würden, und kommen zu dem Schluss, dass Sie bloß zwei älteren Menschen die Schuld geben wollen. Das verstärkt nur noch die Zwietracht zwischen Ihnen und den anderen Familienmitgliedern, denn was muss man für ein Monster sein, um die eigenen Eltern als Lügner zu bezeichnen? Sie sind Lügner und sie haben gelogen.

- Sie sind Mitarbeiter einer Kirche. Ein toxischer Pfarrer bittet Sie in sein Büro und sagt Ihnen, dass Sie die Tür offen lassen sollen. Der Pfarrer spricht mit leiser, strenger Stimme und richtet dabei die ganze Zeit den Blick auf Sie. Er konfrontiert Sie mit den administrativen Fehlern, die Sie gemacht haben. Während Sie zu erklären versuchen, warum Sie es nicht als Fehler betrachten, hebt er seine Hände in Ihre Richtung und sagt: „Hören Sie auf, Ausreden zu erfinden". Er beugt sich zu Ihnen, sieht Sie an und sagt: „Die einzig richtige Antwort ist ‚Es tut mir leid'." Sie murmeln die Entschuldigung und verlassen zitternd den Raum. Später bringen Sie es gegenüber einem anderen Kirchenleiter zur Sprache. Als der toxische Pfarrer jedoch nach dem Treffen gefragt wird, erwidert dieser mit Nachdruck, dass die Tür offen gelassen wurde, dass Leute direkt vor dem Büro saßen (was wahr ist) und dass Sie aufsässig waren, weil Sie seine Autorität nicht ernst genommen haben. Er wirft Ihnen vor, rebellisch zu sein, und stellt Ihre Eignung als Mitarbeiter der Kirche offen in Frage.

Warten Sie – war dies nicht das Beispiel für Gaslighting im kirchlichen Umfeld? Ja, in der Tat. Aber der Unterschied besteht darin, dass der Überlebende jetzt, im Zusammenhang mit einer Schmierkampagne, sich selbst nicht infrage stellt, denn der innere Dialog über die Eignung zum Dienst wurde aus dieser Gleichung herausgenommen. Der Überlebende weiß genau, was bei dem Treffen gesagt wurde, und er begreift, dass der toxische Pfarrer versucht, andere Menschen gegen ihn aufzubringen. Es ist ein feiner Unterschied, aber ein sehr wichtiger.

Fliegende Affen

Das Bild der fliegenden Affen stammt aus dem Film *Der Zauberer von Oz,* in dem die Böse Hexe des Westens ihre Truppe von Affen aussendet, um das Böse für sie zu erledigen. Auch Narzissten, Soziopathen und Psychopathen haben ihre Affen. Ich habe keinen Zweifel daran, dass Sie mit diesen menschlichen, geflügelten Kreaturen schon in Konflikt geraten sind. Giftige Menschen manipulieren zwei Arten von Helfern, um ihre schmutzige Arbeit zu tun:

1) Unschuldige, die den Missbrauch nicht erkennen, und 2) Menschen, die den Missbrauch bewusst ignorieren. Der Einsatz von fliegenden Affen ist jedoch vergleichbar mit einem Täter, der den Stift einer Granate zieht und aus sicherer Entfernung beobachtet, wie die Zerstörung stattfindet. Der Täter setzt alles in Gang, ist selbst aber nirgendwo am Tatort zu finden. Clever. Dieses Maß an detaillierter Planung beweist nur, dass die Handlungen eines Täters nicht zufällig sind. Er muss alles am Laufen halten und darf nie wie der

Übeltäter aussehen. Niemand kann mir weismachen, dass Narzissten, Soziopathen und Psychopathen nicht wissen, was sie tun. Das Maß, in dem sie in der Lage sind, fliegende Affen für ihre dunklen Absichten zu rekrutieren, ist verblüffend. Werfen wir zunächst einen Blick auf die fliegenden Affen, die wirklich nicht begreifen, dass sie von einem psychisch Missbrauchenden benutzt werden. Diese Personen verstehen es wirklich nicht. Sollten sie dazu in der Lage sein? Vielleicht. Wahrscheinlich. Vielleicht stecken sie ihren Kopf in den Sand, um nicht sehen zu müssen, was zu hässlich ist, um es in seinem ganzen Ausmaß wahrzunehmen. Ich weiß, dass es Menschen gibt, die Missbrauch stillschweigend billigen, und das ist unsere zweite Affen-Gruppe. Bleiben wir in diesem ersten Abschnitt bei denjenigen, die nichts von dem Missbrauch wissen. Ein Beispiel dafür könnte jemand sein, der durch eine Schmierkampagne die Lügen über einen Überlebenden mitbekommt. Er kennt den Missbraucher nicht wirklich, außer als Person des öffentlichen Lebens, z. B. als Beamten oder positive öffentliche Führungskraft. Der ahnungslose fliegende Affe

Toxische Menschen haben die unglaubliche Fähigkeit, ihre Helfer in Dreiecksbeziehungen zu verwickeln, um Überlebende zu missbrauchen. Dies geschieht in der Absicht, dass die toxische Person sich selbst beim Missbrauch die Hände nicht schmutzig machen muss. Es ist schwer, einem Missbraucher die Verantwortung zuzuschreiben, wenn er nicht einmal im selben Raum war, als die Tat stattfand.

geht daher davon aus, dass der Missbrauchende zu Unrecht beschuldigt wird. Beispiel? Nehmen wir an, ein Überlebender hat es mit toxischen Schwiegereltern zu tun. Die Schwiegereltern verleumden ihre Schwiegertochter gerne vor ihren Kirchenfreunden und machen sie zum Sündenbock. Sie vergießen vielleicht sogar Krokodilstränen, um ihrer Trauer Ausdruck zu verleihen, dass ihr Sohn eine kaltherzige Frau geheiratet habe, die ihn seiner liebevollen Familie entrissen hat. Das ist nicht ganz die Wahrheit, aber für die Absichten dertoxischen Menschen ist die Wahrheit irrelevant. Diese missbrauchenden Schwiegereltern wecken das Mitgefühl ahnungsloser Menschen, die nicht wirklich wissen, dass die Schwiegereltern eigentlich persönlichkeitsgestörte Menschen und hinter den sicheren Mauern ihres Zuhauses ganz anders sind.

Spulen wir etwas vor zu einer Situation in einem Lebensmittelgeschäft: Der Sohn und die Schwiegertochter gehen einkaufen und treffen auf einen Freund der Familie, der den Sohn durch die kirchlichen Verbindungen seiner Eltern kennt. Der Freund der Familie starrt die Schwiegertochter an und ergeht sich dann in einer ausführlichen Erzählung über die wunderbaren Schwiegereltern, die ein leuchtendes Beispiel christlicher Liebe seien. Der Sohn und die Schwiegertochter sind einem ahnungslosen fliegenden Affen begegnet. Der Freund der Familie hat keine Ahnung, was die Wahrheit ist, und hat die Worte der toxischen Schwiegereltern lediglich für bare Münze genommen. Hätte sich dieser Freund der Familie die Zeit nehmen sollen, die Schwiegertochter kennenzulernen, bevor er über sie urteilt? Auf jeden Fall. Aber diese Person hat es nicht getan und stattdessen eine Haltung gegenüber der Schwiegertochter eingenommen, die allein auf der Aussage von vertrauenswürdig geltenden Menschen basiert. Von außen sehen sie wie normale Menschen aus, warum sollte also ein ganz normaler Mensch vermuten, dass es innerhalb der Familie versteckten Missbrauch gibt?

Fliegende Affen erkennen nicht den Schaden, den sie anrichten; sie erhalten kein wirklich vollständiges Bild von den Beziehungsproblemen und sind lästige Störgeräusche in den Ohren der Überlebenden.

Genau wie in unserem Beispiel im Lebensmittelgeschäft kommt diese Art fliegender Affen angeflattert, um Ihnen ausführlich nahezubringen, dass Sie mit Ihren Eltern, Schwiegereltern, Ihrem Vorgesetzten, Ihrem Mitarbeiter, Ihrem Freund oder Ihrem Gemeindeleiter besser zurechtkommen müssen. Diese Person hörte sich die toxischen Lügen des Täters an, bekam eine zeitgesteuerte Granate in die Hand, lief in Ihre Richtung und aktivierte die emotionale Granate, als sie Ihnen begegnete. Sie ist gekommen, um die Befehle des Täters (alias die böse Hexe) auszuführen. Die fliegenden Affen erinnern daran, wie sehr sich der Täter wünscht, dass die Menschen schlecht über die Überlebenden denken. Sie unterstreichen auch die Tatsache, dass eine psychisch missbrauchende Person keinen moralischen Kompass hat und ohne Zögern dazu bereit ist, unschuldige Menschen als Schachfiguren zu benutzen, um die schreckliche Behandlung des zum Sündenbock erklärten Überlebenden voranzutreiben.

Die zweite Art fliegender Affen ist sich des versteckten Missbrauchs sehr bewusst. Sie sehen ihn, er gefällt ihnen in gewisser Weise und sie spielen mit, indem sie den Missbraucher ermuntern. Verrückt, ich weiß, aber es ist trotzdem die Wahrheit. Diese Art von fliegenden Affen kann die Gestalt einer der gemeinen Stiefschwestern von Aschenputtel annehmen, und zwar im Auftrag der noch gemeineren Stiefmutter. Die Schwestern spielen eine entscheidende Rolle bei der Normalisierung abnormaler Verhaltensweisen und genau das ist die Funktion dieser Kategorie von fliegenden Affen. Sie dienen im Grunde genommen als Ermutigung des Täters. Wenn die toxische Person sich über die Zielperson ihres Missbrauchs beschwert, schüren die fliegenden Affen die Flammen der Gerüchte und des Hasses. Sie liefern dem Täter sogar noch weitere Informationen, die er gegen den Überlebenden verwenden kann. Wenn ich an diese zweite Art von fliegenden Affen denke, stelle ich mir oft Gruppen von dysfunktionalen Familienmitgliedern vor, die zusammen über eine abwesende Person als Sündenbock sprechen. Ich stelle mir auch eine kleine Gruppe von Mitarbeitern vor, deren versteckter Plan darin besteht, einen anderen Mitarbeiter als inkompetent erscheinen zu lassen. Es sind auch kleine Gruppen von Gleichaltrigen, die zwar behaupten nicht zu tratschen, aber offensichtlich jedes Mal, wenn sie zusammenkommen, über dieselbe Person sprechen. Die fliegenden Affen, die sich ihrer Rolle bewusst sind, müssen nicht unbedingt als Gruppe agieren, sondern können selbst auch toxische Individuen sein. Der von ihnen angerichtete Schaden ist gleichermaßen gefährlich. Indem sie den Missbrauch durch ihre Zustimmung bestätigen, machen sie sich als Verschwörer schuldig an der Ausübung psychischer Gewalt.

Fliegende Affen gibt es überall. Wo immer sich ein psychisch missbrauchender Mensch befindet, lauert mindestens ein fliegender Affe in der Nähe. Am Arbeitsplatz könnte es sich bei der toxischen Person um einen passiv-aggressiven Mitarbeiter handeln, der jedes Teammitglied, das mit ihm arbeiten soll, verjagt hat. Diese Person hat einen Vorgesetzten, der das Chaos aufräumt, nachdem der jeweils betroffene Mitarbeiter zusammengebrochen ist, – ein Vorgesetzter, der die missbrauchende Person spiegelt. Anstatt sich mit dem toxischen Mitarbeiter zu befassen, macht sich der Vorgesetzte auf die Suche nach der nächsten Zielperson, die er dem Missbraucher ausliefert. Die Problematik, dass wegen des toxischen Teammitglieds mehrere Angestellte verheizt werden, wird von dem Vorgesetzten als fliegendem Affen nie angesprochen. Vielleicht haben der Vorgesetzte und die missbrauchende Person privat ein gutes Verhältnis, vielleicht kennen sie sich seit Jahren oder der Vorgesetzte nimmt eine Rolle ein, um dem Täter zu gefallen. Was auch immer der Grund für die Tolerierung toxischen Verhaltens in einem Unternehmen ist, unter dem Strich ist es so, dass fliegende Affen nötig sind, um dauerhaft das schlechte Verhalten eines Missbrauchers zu vertuschen. Religiöse Organisationen sind bekannt dafür, dass sich fliegende Affen um eine missbrauchende Person gruppieren. Da alles vermeintlich im Namen Gottes geschieht, wird der versteckte Missbrauch noch weiter ins Dunkle geschoben. Er wird unter einem Haufen von Lügen begraben, um die Projektion eines perfekten religiösen Bildes zu schützen. Ich lernte einige der schlimmsten Formen fliegender Affen kennen, während ich toxische Kirchengemeinden und ihre Leiter beobachtete. Nicht nur Menschen werden als fliegende Affen genutzt, um Gaslighting und Schmierkampagnen gegen Zielpersonen zu unterstützen. Raten Sie mal, wer noch als fliegender Affe missbraucht wird? Gott. Der Gott der Bibel ist die Prägung, mit der ich am besten vertraut bin, und ich kann Ihnen versichern, dass psychisch Missbrauchende Gott als fliegenden Affen benutzen. Sie tun dies, indem sie den Überlebenden mit Anschuldigungen überschütten in Bezug auf das, was Gott will, was Gott denkt und was er zu dem Verhalten des Überlebenden gegenüber dem toxischen Leiter sagt. Missbrauchende Gemeindeleiter reduzieren Gott zu einer Marionette, die nach Belieben bewegt werden kann, und das sieht für mich nach Gotteslästerung aus. Am auffälligsten ist sie bei Konfessionen, die entweder extrem regelkonform oder charismatisch sind. Zwei Seiten des Pendels. Das liegt daran, dass in der legalistischen Kirche Gott jene bestraft, die es wagen, sich seinen irdischen Führern zu widersetzen. Wie können Sie als Überlebender es wagen, irgendeinen Missbrauch ans Licht zu bringen? Es gibt Regeln, die befolgt werden müssen, und das Infragestellen von Autoritäten, insbesondere männlicher Führer, ist nicht zu tolerieren. Auf der anderen Seite des Pendels hat sich das charismatische Umfeld niedergelassen, das narzisstische, soziopathische oder psychopathische religiöse Führer behaupten lässt, Gott habe ihnen dies oder jenes über einen Überlebenden gesagt.

Gott habe dem toxischen Führer mitgeteilt, dass der Überlebende sich „nicht auf dem rechten Weg zu Gott befinde", vom „Isebel-Geist" besetzt sei oder von einem beliebig anderen Geist, den der missbrauchende Führer gegen denjenigen ins Feld führt, den er als Zielperson ausgesucht hat. Es ist nahezu unmöglich, ein religiöses Oberhaupt, das ein Gespräch mit „Gott hat mir gesagt …" beginnt, offen infrage zu stellen. Welche Möglichkeit hat ein Überlebender jenseits von der Erwiderung: „Nun, Gott hat mir nicht dasselbe gesagt"? Können Sie erraten, wie es weitergeht? Der kirchliche Führer ist eindeutig derjenige, dem man als Autorität glaubt, dass er Gott hören kann, denn schließlich hat er die Position der Macht und des Einflusses von Gott erhalten. Wenn Gott von einem toxischen religiösen Führer zum fliegenden Affen gemacht wird, entsteht daraus eine bösartige Vermischung von psychischer Gewalt und geistlichem Missbrauch.

Die Fähigkeit von Narzissten, Soziopathen und Psychopathen, aus einer Reihe von Menschen fliegende Affen zu machen, sollte nicht auf die leichte Schulter genommen werden. Sie sind sogar in der Lage, Therapiesitzungen und einige Therapeuten zu manipulieren. Ja, Therapeuten können zu fliegenden Affen werden. Einige wissen, dass sie von toxischen Menschen benutzt werden. In dem Moment, da die Therapeuten selbst toxisch sind, wirken sie im Interesse der Täter und fügen den Überlebenden weiteren Schaden zu. Die gemeinsame Ausrichtung mit dem Täter gegen die Zielperson bringt einem toxischen Therapeuten ein gewisses Maß an Unterhaltung. Ich denke, dass dies selten vorkommt, aber ich weiß, dass diese Art der Triangulierung auftritt. Die überwiegende Mehrheit der Therapeuten, die zu fliegenden Affen oder zu vom Täter nutzbaren Werkzeugen werden, sind Therapeuten, die sich nicht bewusst sind, wer ihr Gegenüber ist. Das Ausmaß der Manipulation, mit dem sie es zu tun haben, weil sie die psychische Gewalt nicht erkannt haben, macht sie unfähig dafür, als Therapeut noch wertvoll zu sein.

Es gibt viele geschulte Fachkräfte für psychische Gesundheit, die anfangs Schwierigkeiten haben, heimtückischen Beziehungsmissbrauch zu erkennen. Für Therapeuten ist es manchmal schwierig, die Probleme zu analysieren, die ein Paar oder eine Familie mit sich bringt, obwohl wir die Ausbildung und die Wahrnehmungsfähigkeit besitzen, um uns zu helfen. Zu Beginn der Therapie ist es eine Herausforderung. Es besteht das Risiko, zum fliegenden Affen eines Missbrauchers zu werden, wenn sich der Therapeut nicht genau über die Anzeichen und Symptome des versteckten Missbrauchs im Klaren ist.

Narzisstische Kränkung (auch bekannt als die „Verfehlung toxischer Personen“)

Eine narzisstische Kränkung liegt vor, wenn Narzissten, Soziopathen und Psychopathen ein ihnen zugefügtes Unrecht völlig übertrieben darstellen. Lassen Sie sich durch die Bezeichnung „Narzisstische Kränkung“ nicht dazu verleiten, anzunehmen dass dieser Begriff nur für Narzissten gilt. Das tut er nicht. Persönlichkeitsgestörte Menschen haben ein überzogenes Ego, das nicht einmal mit den kleinsten Blessuren fertig wird. Es wird oft argumentiert, dass sie sich leicht beleidigt fühlen, weil sie unsicher sind. Das sind sie nicht. Ich verstehe, warum manche Menschen zu der Schlussfolgerung kommen, dass die Verhaltensweise, die eine toxische Person an den Tag legt, so wirken kann, als würde sie Unsicherheit oder ein zerbrechliches Ego verbergen, aber aus therapeutischer Sicht ist es überhaupt keine Unsicherheit. Es ist ausgesprochen gefährlich, wenn ein Überlebender den Missbrauch durch die Brille des Missbrauchenden sieht, als sei dieser beschädigt oder verletzt (d. h. unsicher). Es ist, als ob man die Wahrheit, dass die Täter genau wissen, was sie tun, völlig verwässern würde. Sie entscheiden sich freiwillig dafür, in ihrer schädigenden Weise fortzufahren. Einige ziehen sogar Energie – oder Vergnügen – daraus, andere nach Belieben ihres Wohlbefindens zu berauben. So krank es auch klingt, es ist immer noch die Wahrheit.

Die Erkenntnis, dass toxische Menschen nicht wirklich unsicher sind, ist eine der schwierigsten Vorstellungen für Überlebende; denn die Annahme, dass toxische Menschen mit ihrer Unsicherheit zu kämpfen haben, ist eine Form der Rechtfertigung für deren schlechtes Verhalten.

Narzisstische Kränkung (auch bekannt als die „Verfehlung toxischer Personen") macht deutlich, warum toxische Personen nicht unsicher sind. Sie wollen nicht, dass ihnen irgendwelche Fehler oder Mängel angeheftet werden. Einige Leute argumentieren, dass Narzissten, Soziopathen und Psychopathen überkompensieren, indem sie versuchen, andere zu dominieren und zu kontrollieren und auf diese Weise mit ihren Unsicherheiten umzugehen. Wir wollen es vielleicht nicht zugeben, aber wir werden weich, wenn wir an jemanden denken, der mit Selbstzweifeln kämpft. Das gehört einfach zur menschlichen Natur. Anstatt unsicher zu sein, sind psychische Missbraucher leicht gekränkt, mit sich selbst beschäftigt und sie wollen, dass die Dinge nach ihren Vorstellungen geschehen.

Wir alle erleben Tag für Tag, dass wir nicht perfekt sind. Wir lachen über uns selbst und machen mit unserem Leben weiter. Menschen mit einer Persönlichkeitsstörung (Narzissten, Soziopathen und Psychopathen) tun das nicht. Sie arbeiten hart daran, keine Schwachstellen zu zeigen, die auf Mängel hinweisen könnten, denn sie glauben nicht, dass sie irgendwelche Mängel haben. Es kann sein, dass sie weinen oder behaupten zu wissen, dass sie gebrochene Menschen seien; aber warten Sie ab, wenn dieser flüchtige Moment zu Ende ist und sie wieder zu ihrem arroganten Selbst zurückkehren. Die Bemühungen, ihre Menschlichkeit zu vertuschen, werden oft als Unsicherheit missverstanden. Die Motivation, die ihrem Verhalten zugrunde liegt, ist in der Regel verwirrend. Es handelt sich gemäß der Definition von Persönlichkeitsstörungen nicht um Selbstzweifel. Wenn man sich die diagnostischen Kriterien für eine narzisstische oder eine antisoziale Persönlichkeitsstörung ansieht, findet man nirgendwo Hinweise darauf, dass sie mit einem echten Mangel an Vertrauen zu kämpfen haben. Die Diagnosen enthalten Begriffe wie „grandios“. Bei manchen ist die Grandiosität verborgen (versteckt), aber sie lauert immer noch unter der Fassade. Toxische Personen weigern sich komplett, normale menschliche Fehler und Schwächen bei sich anzuerkennen.

Sie betrachten sich selbst nicht als Durchschnittsmenschen. Ihre Versuche, sich von Fehlerhaftigkeit zu befreien, lassen aber ein schwaches Ego erkennen. Es ist die Lebensrealität, die Ihnen deutlich macht, dass sie nicht perfekt sind; sie kollidiert mit ihrem Selbstbild. Deshalb wüten sie dagegen.

Eine narzisstische Kränkung entsteht, wenn Überlebende versuchen, toxischen Menschen die Fehler aufzuzeigen, die sie gemacht haben, oder wenn sie über die offensichtliche Notwendigkeit sprechen, sich in einem Bereich ihres Lebens weiterzuentwickeln. Anstatt die Kommentare so zu nehmen, wie sie gemeint sind, schlagen die psychisch Missbrauchenden entweder um sich oder schweigen. Vielleicht wird auch eine Kombination verschiedener Formen der Bestrafung eingesetzt. Diese Überreaktion lässt die Überlebenden oft sprachlos zurück und sie machen sich zunächst Vorwürfe, dass sie ihre Worte nicht sorgfältiger gewählt haben. Die Wahrheit ist, es gibt keinen richtigen Weg, eine Kritik zu äußern oder über die Unzufriedenheit mit Narzissten, Soziopathen oder Psychopathen zu sprechen. Sie werden kein Anliegen ernst nehmen und die Situation sogar gegen den Überlebenden wenden. Es wird zum Fehler des Überlebenden, so unhöflich und respektlos gewesen zu sein und sie zu verärgern. Menschen mit einer Persönlichkeitsstörung nehmen es nicht besonders gut auf, wenn man sie auf ihre Fehler hinweist, unabhängig davon, wie schonend das Thema angesprochen wird.

Intermittierende Verstärkung

Ja, wir betreten die schöne Welt der menschlichen Konditionierung. Die intermittierende Verstärkung bezeichnet im

Grunde die Art und Weise, wie Menschen einer Gehirnwäsche unterzogen werden. B. F. Skinner entwickelte den Begriff „operante Konditionierung". Diese Art der Konditionierung bringt den Überlebenden dazu, ängstlich darauf zu warten, dass der Täter durch intermittierende Verstärkung auf die Beziehung Einfluss nimmt. Es gibt keinen Grund für ihren Grad an Aufmerksamkeit oder Zuneigung. Manchmal hängt es davon ab, ob der Überlebende sich an die Regeln des Täters hält. Zu einem anderen Zeitpunkt reagiert der Täter nicht wie erwartet. Es gibt kein festgelegtes Muster, an das die Überlebenden sich halten können und das ihnen helfen könnte, sich aus den Konflikten mit dem Täter herauszuhalten. Ich weiß, es ist ein wenig kompliziert. Lassen Sie mich ein Beispiel nennen:

> *Ein Junge mag ein Mädchen. Das Mädchen tut so, als ob es den Jungen mag, aber es scheint eine Narzisstin zu sein (vielleicht sogar eine Soziopathin), daher sind ihre typischen Reaktionen auf den Jungen bestenfalls irrational. Der Junge bemüht sich eifrig, nicht die Dinge zu tun, von denen er weiß, dass das Mädchen sie nicht mag (was durch ihr Schreien, Gebrüll und ihre Schimpfwörter deutlich wurde). Der Junge macht einen Fehler und das Mädchen reagiert liebevoll. Der Junge ist zutiefst verwirrt, weil er ihren Zorn erwartet hat. Der Junge versucht, dem Mädchen etwas Nettes zu tun, und sie flippt aus. Der Junge ist noch verwirrter. Das Mädchen verschwindet plötzlich für zwei Wochen und kommuniziert nicht mit dem Jungen, obwohl er ihr Telefon „traktiert", um herauszufinden, wo sie ist*

und was mit ihrer Beziehung passiert ist. Der Junge ist immer noch verzweifelt, als das Mädchen wieder auftaucht und zuckersüß ist. Sie erzählt dem Jungen, dass sie einfach viel um die Ohren hatte und ihn nicht verletzen wollte. Der Junge ist unglaublich erleichtert, dass sein Leben wieder normal ist.

Wiederholen Sie nun diesen ganzen Ablauf Dutzende Male und Sie haben ein funktionierendes Beispiel für eine intermittierende Verstärkung. Der Junge bleibt verwirrt zurück, läuft wie auf Eierschalen und ist gefangen in der Achterbahn der Gefühle, die sich mit den ständig wechselnden Stimmungen des Mädchens drehen und wenden. Der entscheidende Punkt ist, dass sich die Launen des Mädchens nicht deswegen ändern, weil sie launisch ist. Sie konditioniert den Jungen so, dass er immer aus dem Gleichgewicht ist. Aus dem Gleichgewicht. Einige toxische Menschen sprechen es sogar laut aus, dass sie gerne Menschen aus dem Gleichgewicht bringen. Wenn Ihnen das jemand sagt, rennen Sie weg. Es ist ein sehr ernster Warnhinweis, dass Sie es mit einem psychischen Manipulator zu tun haben. Der Junge in meinem Beispiel klammert sich an die Vorstellung, dass die Dinge besser werden und dass das Mädchen aufhören wird, sich so bizarr zu verhalten, denn sie hat auch wirklich tolle Tage. Das Problem mit der Hoffnung auf ein Wunder ist, dass die Hoffnung nicht auf der Realität beruht. Toxische Menschen können keine langen Beziehungen (d. h. gute Tage) aufrechterhalten. Wie schon erwähnt, schafft ihr Mangel an gesunden Bindungen während des Heranwachsens und ihre Weigerung, sich mit ihren Fehlern auseinanderzusetzen, die perfekte chaotische Grundlage für ihre Unfähigkeit, stabile Beziehungen zu führen. Die meisten werden sogar zugeben, dass die Vorstellung einer normalen Beziehung für sie langweilig ist. Die mentalen Spiele und das Chaos, das ihnen immer folgt, beleben sie. Wenn sie keine Lust auf Chaos haben, werden sie sich zumindest wohler fühlen, wenn es wenig oder keine authentische Bindung in ihren Beziehungen gibt.

Auch in der Arbeitswelt, in der Familie oder im kirchlichen Umfeld gibt es intermittierende Verstärkung. Das Konzept, nie zu wissen, was man erwarten kann, und Erleichterung zu fühlen, wenn der Täter zufrieden ist, sind beides als Signal zu verstehen, dass Sie möglicherweise intermittierend verstärkt werden, um weiter am Spiel des Täters teilzunehmen. Ich habe im Internet einen Beitrag gesehen, in dem jemand sagte: „Ein Täter missbraucht nicht jeden Tag." Das ist intermittierende Verstärkung auf den Punkt gebracht. Das Problem ist, dass ein Überlebender nie weiß, wann die nächste angenehme, nicht ganz eindeutige Begegnung passiert oder wann es eine missbräuchliche Episode gibt. Intermittierende Verstärkung ist eine mächtige emotionale Strippe, an der Missbraucher gerne ziehen. Nie zu wissen, was als Nächstes passiert, kann einen Überlebenden, der sich des gespielten Spiels nicht voll bewusst ist, berauschen. Intermittierende Verstärkung verursacht Adrenalinschübe im Körper und die Produktion von Stresshormonen. Sie bewirkt beim Überlebenden eine biochemische Verschiebung, die süchtig macht und aus der man sich nur schwer befreien kann. Die Entgiftung von einer ungesunden Bindung ist möglich, und wir werden in *Stufe Vier: Grenzen* mehr dazu erfahren.

Stufen der Idealisierung, Entwertung und des Verstoßes

Wir sind jetzt bei den wesentlichen Faktoren des Verlaufs von psychisch missbräuchlichen Beziehungen angekommen. Um es noch einmal zu sagen, sie beschränken sich nicht auf Liebesbeziehungen. Diese drei Stufen sind auf verschiedene Lebensumfelder anwendbar.

Idealisierung

Die Stufe der *Idealisierung* bezeichnet die Anfangsphase, wenn sich die Manipulatoren und ihre neuen Zielobjekte zum ersten Mal treffen. Sie waren einmal das neue Ziel. In dieser Phase schätzt der Täter Sie ein, hört Ihnen zu und lernt so viel wie möglich über Sie. Dies geschieht, damit er Ihnen den perfekten Liebespartner, Mitarbeiter oder Freund vorspielen kann. In dieser Phase fühlt sich jeder Überlebende unglaublich glücklich, denn er meint, jemanden gefunden zu haben, der so wunderbar ist, dass er sein Mentor, sein bester Freund oder sogar sein Seelenverwandter sein kann. Missbraucher achten sehr darauf, nicht zu viel Übereinstimmung zu spiegeln oder zu übertreiben, damit das Spiel nicht offensichtlich wird. Sie zeigen gerade genug Unterschiede, um keine Warnhinweise bzgl. Ihrer Tricks auszulösen. Leider läuft es genau so ab. Sie waren ganz Sie selbst und der Täter war ein Chamäleon. Der Täter veränderte sich so, dass er Ihrem idealen Rollenbild entsprach.

Das schwerwiegende Problem bei verstecktem Missbrauch ist, dass das Ziel manipuliert wird. Die Gefühle werden gezielt für die Macht- und Kontrollinteressen eines Missbrauchers erzeugt, aber die Zielperson weiß es noch nicht. Die Person denkt, sie wäre auf einen wunderbaren Menschen gestoßen, möglicherweise sogar „die Liebe ihres Lebens".

Wenn es sich um Liebesbeziehungen handelt, passen in diese Stufe Begriffe wie „Love Bombing". Man spricht von „Love Bombing", wenn eine toxische Person die Zielperson mit Liebesbekundungen überschüttet. Dies geschieht oft früh in der Beziehung und in einer Weise, durch die die chemischen Prozesse des Körpers verstärkt werden (z. B. die Bildung von Oxytocin und Dopamin). Diese biochemischen Veränderungen der Zielperson sind normal, wenn sich jemand verliebt.

In der Arbeitswelt oder im Bereich der Kirche könnte diese Phase der **Idealisierung** so aussehen, dass jemand vorgibt, der Mentor für eine Zielperson zu sein. Der Täter arbeitet vielleicht schnell und mit Nachdruck darauf hin, die Zielperson für sich zu vereinnahmen und dazu zu bringen, intime Details über sich mitzuteilen. Dies geschieht, um eine Beziehungsabhängigkeit zu schaffen. Dem Täter ermöglicht es einen ungeschützten Zugang zu den Hoffnungen, Träumen, Fehlern und Zielen der Zielperson. Später können diese intimen Informationen zum Vorteil des Täters oder einfach nur zu seiner Unterhaltung ausgenutzt werden. Es ist sehr schwer vorstellbar, dass die Menschen tatsächlich Vergnügen aus diesem kranken Spiel beziehen, aber sie tun es. Wir müssen uns mit dieser Tatsache abfinden, damit die Heilung beginnen kann.

Abwertung

Die nächste Phase beginnt, wenn die Zielperson vollständig vereinnahmt ist. Die Abhängigkeit ist hergestellt und der Überlebende fühlt sich aufgrund seiner neuen Beziehung auf Wolke sieben. Nun erfolgt der heftige Sturz vom Sockel – ein gewaltiger emotionaler Aufprall auf dem harten Boden der Wirklichkeit. Diese Phase ist emotional unglaublich verstörend. Die Stufe der *Abwertung* ist die Stufe, in der die Welt des Überlebenden plötzlich beginnt zusammenzubrechen. Erinnern Sie sich an das Love Bombing und die besondere Aufmerksamkeit, die es vorher gab? Genau diese Komplimente und Aufmerksamkeit werden nun zu Brocken, die auf das Ziel geworfen werden. Stein für Stein. Beule für Beule. Die perfekte Liebesbeziehung, der geniale Mentor oder Freund des Überlebenden hat sich plötzlich gegen sie oder ihn gewendet. Es ist eine niederschmetternde Zeit im Leben des Überlebenden. Wie kann jemand, der einst Liebe oder tiefen Respekt zum Ausdruck gebracht hat, nun dieselbe Person sein, die schleichenden Missbrauch betreibt? Willkommen in der abscheulichen Welt der Menschen mit Persönlichkeitsstörungen.

Narzissten, Soziopathen und Psychopathen sind dafür bekannt, sich Ziele herauszupicken, die ihr Ego zunächst aufwerten. Das können das Aussehen, Alter, der Intellekt, beruflich Erfolg, die Familie oder die Freunde der Ziel-

Der Missbraucher sieht es als einen großen Sieg an, einen unabhängigen Überlebenden in eine bedürftige, abhängige Person zu verwandeln, die nicht mehr in der Lage ist, Entscheidungen ohne die Hilfe der missbrauchenden Person zu treffen.

person sein. Sobald das Zielobjekt in der vorherigen Stufe der *Idealisierung* am Haken ist, macht sich die toxische Person daran, genau die Eigenschaften zu zerstören, die sie zunächst zu dem Überlebenden hingezogen haben. Dies ist die Stufe der *Abwertung* mit all dem Elend, das damit einhergeht. Wie ich bereits erwähnt habe, wählen toxische Menschen keine schwachen Menschen als Ziel. Dies ist ein weitverbreitetes Missverständnis unter den Überlebenden. Im Gegenteil, psychisch missbrauchende Menschen legen es darauf an, sich der größten Herausforderung zu stellen, die sich ihnen zu dieser Zeit bietet. Der Missbraucher beklagt sich oft darüber, wie schwach der Überlebende geworden ist, aber es sind genau die Handlungen des Missbrauchenden, die die Veränderungen bewirkt haben. Dem Überlebenden die Schuld zu geben, ist die höchste Kränkung. Viele Zielpersonen empfinden tiefe Scham, wenn sie erkennen, wie sehr sie sich in dieser Beziehung verändert haben.

Nicht wenige Menschen verharren in dieser Phase der *Abwertung* mit dem Täter. Sie klammern sich an die in der Stufe der *Idealisierung* erlebten Gefühle und versuchen verzweifelt, zu diesen magischen Tagen zurückzukehren, in denen sie das Gefühl hatten, von Bedeutung zu sein. Diese

Tage werden nie wiederkehren, denn es war nur der Köder am Haken, um sie zu fangen. Es gibt keine wirkliche Substanz, die später in diesen Beziehungen wiederbelebt werden könnte. Manche Menschen fragen sich, ob Missbraucher überhaupt Liebe oder Zuneigung für ihre Zielpersonen empfinden können. Die Antwort hängt von ihrer eigenen Definition von Liebe ab. Täter können flüchtige Momente haben, in denen sie sich so verhalten, als ob sie sich um andere kümmern, denn in diesen Momenten sind die liebevollen Handlungen für den Täter in irgendeiner Weise nützlich. Überlebende müssen sich bewusst machen, dass es bei jeder Interaktion immer um den Täter und seine eigenen Bedürfnisse geht. Jede Äußerung von Leidenschaft oder Wertschätzung, die von toxischen Menschen ausgeht, dient in irgendeiner Weise ihrem Vorteil. Wenn Ihre Vorstellung von Liebe darin besteht, dass Ihr Partner wirklich glücklich ist und ein erfülltes Leben führen kann, dann ist die Antwort Nein. Psychisch Missbrauchende können keine Liebe empfinden. Sie können die Liebe nur imitieren. Einige sind gute Schauspieler, aber nur für eine kalkulierte Zeit.

Verstoß

Die Zielperson wurde vereinnahmt (Stufe der **Idealisierung**) und emotional geschädigt (Stufe der **Abwertung**). Jetzt beginnt das große Finale der Ablehnung der Zielperson (Stufe des **Verstoßes**). Diese letzte Stufe unterscheidet sich stark von anderen Auflösungen von Beziehungen, denn der Überlebende erleidet nicht nur den Verlust der Beziehung, auch seine gesamte Persönlichkeit wird zerstört. Ein Überlebender ist oft aufgrund der erlittenen psychischen Gewalt auch körperlich heilungsbedürftig. Sein Selbstbild hat sich verändert. Oftmals gibt es große Verluste im Lebensstil, die während des Missbrauchs entstanden sind. Wenn die Stufe des **Verstoßes** eintritt, ist die Welt eines Überlebenden unsicher und im Umbruch. Auch hier gibt es ein Spektrum von Missbrauchshandlungen sowie der Reaktionen der Überlebenden. Für die Mehrheit der Überlebenden hat die Begegnung mit einem psychischen Missbraucher lebensverändernde Folgen. Das Ausmaß der Auswirkungen auf ihr Leben hängt auch davon ab, ob der Missbrauch in der Ehe oder in einer Beziehung, am Arbeitsplatz, unter Gleichaltrigen, in der Familie oder im kirchlichen Umfeld stattfand. Je näher der Täter dem Lebensmittelpunkt eines Überlebenden steht, desto mehr Schaden kann entstehen.

Die Ablehnung durch den psychischen Missbraucher ist oft boshaft und beschämend. Ich habe alle möglichen Geschichten darüber gehört, wie Verstöße stattfinden, und sie machen mich traurig, wenn ich an die Überlebenden denke. Wenn Sie von einem Missbraucher verstoßen worden sind, haben Sie sicher Ihre eigenen Kampfspuren. Schürfwunden, weil man Sie aus dem fahrenden Partner-Auto geworfen hat. Vielleicht waren Sie derjenige, der die Beziehung beendet hat. Glauben Sie mir, ich weiß, dass es für Sie nicht leicht war zu entkommen. Doch in dem Moment, da Überlebende sich gedrängt fühlen, ihre psychisch missbräuchliche Beziehung zu verlassen, sehen sie keine andere Möglichkeit als zu gehen. Sie haben wirklich alles versucht, um ihre Beziehung aufrechtzuerhalten. Egal, wie sehr sie versuchten, sich den

Vorstellungen des Missbrauchenden anzupassen, es war nie genug. Niemals gut genug und immer irgendwie falsch.

Erinnern Sie sich an das Forschungsprojekt, das Dr. John und ich bzgl. der Muster psychischen Missbrauchs durchgeführt haben? Eine der Fragen beschäftigte sich damit, was einen Überlebenden dazu bringt, keinen Kontakt mehr zum Missbrauchenden zu haben. Ich werde dieses Thema im nächsten Kapitel über *Grenzen* diskutieren, aber an dieser Stelle möchte ich Ihnen mitteilen, dass 298 Teilnehmerinnen und Teilnehmer einen Eintrag bei folgender Frage gemacht haben: „Bitte nennen Sie konkrete Beispiele dafür, was den Durchbruch bewirkt hat, um mit der misshandelnden Person ‚keinen-Kontakt' mehr zu haben." (Kein-Kontakt liegt vor, wenn ein Opfer in keiner Form mehr an der Kontaktaufnahme mit dem Täter beteiligt ist.) Bei den 298 Antworten wurden als häufigstes Motiv für den Abbruch der Beziehung durch den Überlebenden extreme Gewalttaten seitens des Täters genannt. Dass Überlebende ernsthaft bedroht oder tatsächlich verletzt wurden, waren die Hauptgründe für die Überlebenden, die Beziehung endgültig zu beenden. Nur bei sehr wenigen Antworten gab es keine große finale Auseinandersetzung. Dieses Maß an Katastrophe ist notwendig, um die Beziehung endgültig abzubrechen, weil der Überlebende, wenn er die Stufe des *Verstoßes* betritt, bereits gründlich darauf programmiert wurde, beim Täter zu bleiben.

Wie Sie sehen, sind die Stufen *Idealisierung, Abwertung und Verstoß* grundlegend für das Verständnis des Verlaufs von psychischen Missbrauchsbeziehungen. Überlebende fragen sich oft, worin sich diese drei Stufen überhaupt von den Phasen normaler Beziehungen unterscheiden. Das ist eine legitime Frage. Wie geht es weiter?

> *Zwei Menschen treffen sich. Sie fühlen sich zueinander hingezogen. Sie beginnen, Unmengen an Zeit miteinander zu verbringen. Es gibt zahlreiche Liebesbriefe, Geschenke und endlose Stunden zusammen am Telefon. Sie denken ständig aneinander. Die Zeit vergeht und ihre Unterschiede werden deutlich. Sie betrachten die Dinge nicht mehr auf gleiche Weise, wie sie es einst glaubten. Es kommt häufiger zum Streit, aber jeder versucht es abzuschütteln und in der Beziehung weiterzumachen. Irgendwann stellt einer fest oder beide merken, dass es nicht funktioniert, und es kommt zu einer Trennung. Sie treffen sich vielleicht danach noch einmal, um über die Beziehung zu sprechen und einen Abschluss zu finden, schließlich stirbt die Beziehung, es sollte keine fürs Leben sein.*

Der Unterschied zwischen diesem Szenario eines normalen Ablaufs bei der Partnersuche und dem Abbruch einer psychisch missbrauchenden Beziehung liegt eindeutig in der Motivation, die dem Verhalten zugrunde liegt. In einer normalen Situation wollen beide Personen jemandem begegnen, mit dem sie für den Rest ihres Lebens zusammen sein können. Beide beginnen die Beziehung ehrlich und authentisch, damit die Beziehung funktioniert. Beide sind in der Lage, eine gesunde Beziehungsbindung einzugehen. Wenn eine psychisch missbrauchende Beziehung beginnt, empfindet nur die Zielperson diese als normal. Der Missbrauchende ist Teil der Beziehung, um sein Machtbedürfnis zu befriedigen und seinen Alltag zu füllen. Zwei völlig unterschiedliche Situationen, die eine ist normal, die andere missbräuchlich.

Zum Abschluss unserer Zeit in *Stufe Zwei: Aufklärung* möchte ich darauf hinweisen, dass in der Community zur Bewältigung von psychischem Missbrauch viele Begriffe verwendet werden, die hilfreich beim Verständnis des Missbrauchs und des Heilungsprozesses sind. Ich persönlich glaube, dass diese acht Begriffe ein perfekter Ausgangspunkt sind. Auf Ihrem weiteren Weg der Heilung werden Sie noch andere finden, auf die Sie ansprechen werden. Vorerst herzlichen Glückwunsch, dass Sie die ersten beiden Stufen der Heilung gelesen haben. Unsere nächste Station? *Das Erwachen.*

STUFE DREI: ERWACHEN

Wenn die Überlebenden sich ihrer Verzweiflung, die durch psychische Gewalt hervorgerufen wurde, bewusst geworden sind (Stufe Eins) und sich dann darüber informiert haben, welche Methoden der Täter anwendet (Stufe Zwei), kommt nun für sie das Erwachen (Stufe Drei). Dies ist die Phase der Heilung, in der viele Aha-Momente geschehen. Die Überlebenden sind in der Lage zu beschreiben, was sie erlebt haben, sie haben eine neue Terminologie gelernt und fühlen sich daher durch den Missbrauch nicht mehr isoliert. In dieser Phase beginnt der Überlebende, sich auf seinem Weg der Heilung gestärkt zu fühlen. Es wird dennoch gute und schlechte Tage geben. Es ist üblich, dass Überlebende zurück in die Phase der Verzweiflung schwanken und dann wieder zur Phase des Erwachens zurückkehren. Dies ist normal und Teil des Prozesses der Deprogrammierung und der Heilung von psychischer Gewalt.

Dies ist auch die Stufe, in welcher der Zorn sich wirklich Bahn bricht. Viele Überlebende sagen, dass die Stufe des Erwachens ein Maß an Resolutheit hervorbringt, das sie zuvor nicht erlebt haben. Sie sagen Dinge wie:

„Ich weiß, dass es das Böse in der Welt gibt. Ich habe es erfahren."

„Was ich erlebt habe, hat tatsächlich einen Namen, und andere Menschen wissen, was ich erlebt habe."

„Dieser Dämon hatte mich davon überzeugt, dass ich das Problem sei! Wie sich herausstellt, bin ich doch nicht verrückt."

„Ich kann nicht glauben, dass sie mir das angetan haben."

Sehen Sie, worum es geht? Alles ist gut. Manchmal reicht es, wenn wir einfach nur reden können, ohne unsere Worte filtern zu müssen. Um uns von psychischer Gewalt zu erholen, müssen wir die Freiheit haben, unser wahres Selbst zu sein und nicht eine verwässerte Version, um die empfindlichen Sinne des heiklen Missbrauchers nicht zu beleidigen. Wissen Sie was? Seien Sie einfach Sie selbst. Genau dafür ist diese Stufe des *Erwachens* gedacht. Es ist eine Stufe der Auseinandersetzung mit der Frage: „Wie können sie es wagen, mich so zu behandeln?" Es ist ein Erwachen, aber keine sanfte, behutsame Wiedergeburt wie beim Schmetterling, der aus einem Kokon erwacht. Es ist ein Erwachen, das Wände einreißt. Manchmal ist es ein wütendes Erwachen. Es ist auf jeden Fall bittersüß. Man muss es begreifen, aber es ist zugleich außerordentlich enttäuschend und schmerzhaft. Der irrsinnige Schleuderkurs hört in dieser Stufe auf, aber die Depro-

Sich der Dynamik der psychischen Gewalt voll bewusst zu werden, ist keine leicht zu verarbeitende Wahrheit.

grammierung ist noch nicht vollständig erfolgt. In dieser Stufe des *Erwachens* gibt es Bewusstseinsschübe, gefolgt von erneuter *Verzweiflung*. Sie umfasst Momente und Funken von Klarheit, die den Überlebenden zeigen, dass sie es wirklich mit einer echten, im Verborgenen aktiven Schlange in Menschengestalt zu tun haben. Das Gefühl des Erwachens – oder der Klarheit – ist auf dieser Stufe der Heilung schwer aufrechtzuerhalten. Es ist wie eine Hand voll Sand, der durch die Finger rieselt. Im einen Moment haben die Überlebenden ein Gefühl der Stärke und im nächsten Moment schluchzen sie, weil sie den Täter vermissen. Alles in ihnen möchte glauben, dass der Täter sich ändern kann. Manche Menschen halten an der Ausrede fest, dass die toxischen Personen eine schlechte Kindheit oder ein anderes Trauma hatten, das sie zu diesem Verhalten veranlasste. In ihrem tiefsten Inneren wissen die Überlebenden, dass sie Ausreden für schlechtes Verhalten suchen. Es ist unglaublich schwer, sich der Wahrheit über geliebte und geschätzte Menschen (z. B. unsere Eltern, Geschwister, einen Freund oder einen geistlichen Führer) zu stellen, aber es macht keinen Sinn, sich an eine Lüge zu klammern, nur weil es zu schmerzhaft ist, die Wahrheit zu akzeptieren.

Eine von Überlebenden geäußerte Ausrede lautet, dass die toxischen Personen vielleicht eine psychische Grunderkrankung haben. Das könnte zutreffen, aber meine Erfahrung als Therapeutin ist, dass die meisten Menschen mit Persönlichkeitsstörungen keine anderen psychischen Probleme haben, die ihr schädliches Verhalten motivieren. Ich weiß, dass nicht jeder, der sporadisch Stimmungsschwankungen hat, ein Narzisst, Soziopath oder Psychopath ist. Die unbehandelte bipolare Störung ist eine der Diagnosen, die einem in den Sinn kommt, wenn man über unberechenbares Verhalten nachdenkt. Es gibt weitere Persönlichkeitsstörungen (wie die Borderline-Persönlichkeitsstörung), die nicht genau dieselben Merkmale wie die narzisstische oder die antisoziale Persönlichkeitsstörung aufweisen. Bei einer posttraumatischen Belastungsstörung (PTBS) wird oft ein ähnliches Verhalten beobachtet, z. B. das Verstoßen von Menschen und das Herbeiführen von chaotischen Situationen, Merkmale, die wir auch von Narzissten, Soziopathen und Psychopathen kennen. Die bipolare Störung, die Borderline-Persönlichkeitsstörung und die PTBS haben jedoch sehr unterschiedliche Ursachen. Menschen, die sich mit anderen psychischen Problemen beschäftigen, haben ganz andere innere Motivationen als psychisch missbrauchende Narzissten, Soziopathen und Psychopathen. Ein wirklich wichtiger Aspekt, den man im Auge behalten muss, ist der Mangel an Einfühlungsvermögen bei diesen toxischen Personen. Bei einer bipolaren Störung, einer PTBS oder sogar einer Borderline-Persönlichkeitsstörung können die Betroffenen immer noch erkennen, dass sie mit ihren Handlungen anderen Menschen Schaden zufügen können. Sie haben die Fähigkeit, Empathie und authentische Fürsorge für andere zu empfinden. Narzissten, Soziopathen und Psychopathen entscheiden sich dafür, keine Bindungen zu ihren Mitmenschen aufrechtzuerhalten. Deshalb sollte man ihnen weder Geist, Körper noch Seele eines Überlebenden anvertrauen.

Die Überlebenden erleben es als außerordentlich stärkend, das ihnen zugefügte Leid beschreiben zu können. Auf der Stufe der *Verzweiflung* war das nicht möglich. Wenn sie eine Sprache haben, mit der sie beschreiben können, welches Leid sie erfahren haben, können die Überlebenden ihren Schmerz und ihre neu gewonnene Heilung kommunizieren. Als Therapeutin kann ich den großen Unterschied erkennen, den die Aufklärung bei den Klienten bewirkt. Wir haben ein gemeinsames Vokabular, das es uns ermöglicht, klarer zu kommunizieren. Dadurch gelangen die Aha-Momente allmählich an die Oberfläche. Ein gemeinsames Thema auf dieser Stufe des *Erwachens* ist der Unglaube, gemischt mit einem neuen Gefühl des Friedens, dass sie nicht so gebrochen sind, wie der Täter sie glauben machen wollte. Während der *Stufe Drei: Erwachen* sitzen viele Überlebende in einem Moment der Stille auf der Therapiecouch. Sie verinnerlichen einfach alles, was sie herausgefunden haben. Sie machen tiefe beruhigende Atemzüge, die sie genießen. Sie sind nicht länger eine unwissende Marionette, die an Fäden hängt. Ein anderes Bild, das ich oft verwende, ist das von EKG-Elektroden (Elektrokardiogramm). Psychisch Missbrauchende suchen sich so viele Zugänge und Einfallstore zur Zielperson wie möglich, um sie in Schrecken zu versetzen und ihr Angst zu machen. In der Heilungsstufe des *Erwachens* beginnen die Überlebenden, jede der an ihnen befestigten Elektroden symbolisch abzuziehen. Dies geschieht, damit die toxischen Personen keinen direkten Zugang mehr zu ihrem Körper oder ihrer Seele haben. Zu diesem Zeitpunkt der Heilung hat sich möglicherweise – von außen betrachtet – noch nichts an der Beziehung zu dem Täter geändert. Allerdings haben sich die Dinge im Inneren des Überlebenden dramatisch verändert. Manchmal zeigt es sich an ihrem Gesichtsausdruck. Dies ist die Stufe, in der die Überlebenden etwas ruhiger wirken und Kraft gesammelt haben, zu ihrem eigentlichen Selbst zurückzukehren. Diejenigen, die durch die Psychospielchen erdrückt wurden, werfen die Belastungen von sich ab und beginnen wieder auf eigenen Beinen zu stehen. Ihre Köpfe sind erhoben, nicht mehr zum Boden gesenkt, und sie nehmen Augenkontakt zu anderen auf.

Psychische Missbraucher gewinnen langsam und methodisch Kontrolle über ihre Zielpersonen. Einer der ersten Indikatoren für Missbrauch liegt vor, wenn eine Zielperson nicht mehr das Gefühl hat, unabhängige Entscheidungen treffen zu können. Wenn ein Überlebender sich losreißt und beginnt, sich von dem Missbrauch zu erholen, wird es Momente geben, in denen er erkennt, wie stark er kontrolliert wird oder früher wurde. Diese Momente der Klarheit entstehen oft durch alltägliche Entscheidungen, wie z. B. die Frage, was man anziehen, essen oder kaufen soll. Während der Heilung hilft die Freiheit, solche grundlegenden Entscheidungen ohne Angst vor Kritik treffen zu können, dem Überlebenden, das Maß der erlebten Kontrolle klar zu erkennen. Dies können schwierige Momente sein. Überlebende tragen zu ihrer eigenen Heilung bei, wenn sie ihre Entwicklung feiern können und nicht zulassen, dass die Scham sie überwältigt.

Nach dem Durchlaufen von *Stufe Zwei: Aufklärung* besteht ein starkes Wir-Gefühl mit anderen Überlebenden. Es gibt ein paar Bücher, die ausgesprochen hilfreich sind, um mehr über psychische Gewalt zu erfahren. Die Liste der Bücher, die ich empfehlen kann, ist kurz. Die Titel finden Sie hinten im Abschnitt *Quellen*. Als ich mich als Therapeutin selbst auf den Weg machte, um die Heilung von psychischer Gewalt besser zu verstehen, war ich außerordentlich erstaunt, als ich von der Subkultur der gegenseitigen Unterstützung von Betroffenen im Netz erfuhr. In den sozialen Medien gibt es zahlreiche Meme, Blog-Einträge, Diskussionsforen, Online-Radiobeiträge, geheime Gruppen im Privatsphären-Modus sowie aufklärende Videokanäle für Überlebende. Mich als Neuling in dieser Welt des Online-Supports haben die kollektive Wärme und die Offenheit überrascht. Ein Unterstützer sagte: „Nach psychischer Gewalterfahrung ist es schwierig zu wissen, wem man vertrauen kann, aber einem anderen Überlebenden kann man in der Regel vertrauen." Die dabei entstandenen Online-Freundschaften sind von großer Authentizität. Ich kenne viele Menschen, die lebenslange Beziehungen zu anderen Menschen aufgebaut haben, die denselben versteckten Missbrauch erlebt haben. Einige habe ich im Abschnitt *Danksagungen* erwähnt, Menschen, mit denen ich nie im selben Raum war, aber die Teil meiner Reise waren, die sich auf die Heilung von psychischer Gewalt spezialisiert hat. Dieses Buch wäre nicht zustande gekommen ohne die Unterstüt-

Zum ersten Mal erleben die Menschen, dass sie mit den verborgenen, verrückt machenden Erfahrungen, denen sie ausgesetzt waren, nicht allein sind.

zung von Menschen, die ich persönlich zwar nie getroffen habe, mit denen ich aber durch die sozialen Medien verbunden bin. Sie nahmen mich in ihren Unterstützerkreis für Überlebende auf und ich bin ihnen ewig dankbar dafür. Die gleiche Form der Gemeinschaft steht Ihnen zur Verfügung. Wenn Sie sich noch nicht in das Online-Heilungsnetzwerk gewagt haben, möchte ich Sie ermutigen, dies zu tun. In der Rubrik *Quellen* sind Gruppen und Foren aufgeführt, die ich empfehle.

Ein Wort der Warnung: Wenn Sie online sind, suchen Sie nach Gruppen und Diskussionen, die Ihrer Vorstellung von Heilung entsprechen. Es gibt Personen, allgemein als „Trolle" bekannt, die gerne Ärger produzieren. Sie sind höchstwahrscheinlich keine Überlebenden, sondern tatsächlich toxische Menschen, die anonym in Gruppen gehen, um zu stören; als ob sie als reale Personen nicht schon genug Ärger produzieren würden. Die Gruppen, die ich weiter hinten im Buch aufgelistet habe, bemühen sich sehr, die Trolle zu identifizieren und schnell zu entfernen, damit die Überlebenden nicht durch ihre Worte und ihre Ansichten getriggert werden.

Wenn die Stufe des *Erwachens* eintritt, ist es von entscheidender Bedeutung, Unterstützung zu haben. Das sind keine Begriffe und Konzepte, die man gerne allein in seinem Kopf hin und her wälzen möchte. Unterstützung bei der Heilung speziell von psychischer Gewalt bieten eine individuelle Therapie und die von mir erwähnte Selbsthilfe-Community im Netz. Mit diesem Buch möchte ich die Möglichkeiten für Überlebende um persönliche Selbsthilfegruppen erweitern. Ich denke, es gibt Kraft, andere Menschen zu finden, die es verstehen und dies persönlich zum Ausdruck bringen. Die Anonymität der Online-Unterstützung ist für einige Leute sehr nützlich. Sie können Pseudonyme benutzen und die wirklich harten Fragen stellen, die uns vielleicht zu peinlich sind, um sie persönlich zu besprechen. Ich weiß, dass es für einige sehr hilfreich ist, nach dem Missbrauch vertrauenswürdige Personen zu finden. Lesekreise mit Menschen vor Ort könnten genau der richtige Anlaufpunkt dafür sein. Der heimliche Charakter des versteckten Missbrauchs führt zur Isolation der Überlebenden, daher können persönliche Gruppen für den Einzelnen eine weitere Option in seinem Heilungsprozess sein. Manchmal brauchen wir ein direktes warmherziges Lächeln und einen sicheren Ort in der realen Welt. Das können wir online einfach nicht erreichen.

STUFE VIER: GRENZEN

Nachdem ein Überlebender von psychischer Gewalt seine Verzweiflung erkannt hat (Stufe Eins), sich über die Besonderheiten von psychischer Gewalt informiert hat (Stufe Zwei), das Erwachen hatte, dass eine Genesung möglich ist (Stufe Drei), ist der nächste Schritt das Ziehen von Grenzen. Dies ist der Zeitpunkt, an dem die Überlebenden sich für die Umsetzung der Konzepte „Kein-Kontakt" oder „Distanzierter Kontakt" entscheiden. Der wichtige Teil dieser Stufe besteht darin, dass ein Überlebender in der Lage ist, genügend emotionalen Abstand zu erlangen, um sich aus der traumatischen Bindung zu lösen und sich auf sein Leben nach der Heilung zu freuen. Die Grenzen werden individuell festgelegt und müssen dergestalt sein, dass die Überlebenden sie auch durchhalten. Manchmal verzichten die Überlebenden darauf, ihrem/n Täter(n) Grenzen zu setzen. Klare Grenzen zu setzen, kann das Ende der Beziehung bedeuten. Es ist nicht unüblich, dass einige Überlebende in diesem Stadium stecken bleiben.

Dies ist die Stufe, in der ich mir wünsche, dass alle Überlebenden von einer persönlichen Beratung durch einen The-

Die feinen Unterschiede in den Lebensumständen erfordern einen individuellen Plan für das Setzen von Grenzen.

rapeuten profitieren könnten, der „weiß, worum es geht". Der Grund für diesen Wunsch liegt darin, dass die Situation jedes einzelnen Überlebenden einzigartig ist. Es gibt keine Pauschalaussage, die für jeden einzelnen Überlebenden auf der ganzen Welt zutrifft. Es grenzt an Selbstüberschätzung zu meinen, man wüsste, was für jeden am besten ist. Die Grenzen müssen umgesetzt werden, damit Heilung stattfinden kann. Das ist das Entscheidende. Wie diese Heilung sich vollzieht, ist individuell. Ich weiß, dass einige Unterstützer in der Community zur Bewältigung von psychischer Gewalt eine konsequente Strategie des Kontaktverbots verfolgen. Ich verstehe diese Haltung vollkommen. Als zugelassene Therapeutin befinde ich mich nicht in der moralischen Position, darauf zu bestehen, dass Klienten das tun, was ich für sie am besten erachte. Eine unserer wichtigsten Richtlinien als Therapeuten ist es, unseren Klienten nicht unseren Willen oder unsere Tendenzen aufzuzwingen. Sie dürfen entscheiden, was in ihrem Leben Sinn macht. Bin ich immer schmerzlich ehrlich, was das reale Leben mit einer toxischen Person betrifft? Auf jeden Fall. Bei der Arbeit mit einem Klienten gehe ich den Dingen nicht aus dem Weg und nehme kein Blatt vor den Mund. Ich scherze oft darüber, dass ich keine weiche und nachgiebige Therapeutin bin, die nickt und sagt: „Erzählen Sie mir mehr darüber." In einer passiven Rolle würde ich mich bei der täglichen Beratung zu Tode langweilen. Ich ziehe die Klienten an, die einen direkten und freimütigen Dialog wünschen. Ich betone immer, dass ich, kein Problem hätte, einige andere hervorragende Therapeuten in der näheren Umgebung zu nennen, wenn mein therapeutischer Ansatz für einen Klienten nicht geeignet ist. Meinen Mitarbeitern und Praktikanten gegenüber sage ich oft, dass es für jeden Klienten den passenden Therapeuten gibt und dass wir nicht mit jedem arbeiten müssen, der sich bei uns meldet. Wir haben die Pflicht, einem möglichen Klienten zu helfen, den für ihn richtigen Therapeuten zu finden, damit Genesung stattfinden kann; denn wenn gegensätzliche Weltanschauungen vorliegen, bringt es den therapeutischen Prozess zum Stillstand.

Was ich sagen will: Ich kann nicht eine pauschale Kein-Kontakt-Position einnehmen und dabei meinen ethischen Grundsätzen als Therapeutin treu bleiben. Die Grenzen müssen individuell entwickelt werden. Eine gute Therapie kann helfen, die konkurrierenden Faktoren zu erhellen, die die Entscheidungsfähigkeit eines Überlebenden beeinflussen. Was für einen Überlebenden richtig ist, ist vielleicht nicht das Richtige für seine Kinder. Was für die Kinder zutrifft, ist vielleicht nicht geeignet für den Überlebenden. Was passend für die berufliche Laufbahn des Überlebenden ist, dient vielleicht nicht seinem Wohlergehen. Dieses Hin und Her kann sich in einer beliebigen Anzahl von Beziehungen abspielen. Ob es eine Konstellation gibt, die häufig vorkommt? Was für das spirituelle Wachstum des Überlebenden richtig ist, eignet sich vielleicht nicht, um den Status quo seiner kirchlichen Leitungsfunktion und Reputation zu erhalten.

Die eigentliche Herausforderung bei der Aufrechterhaltung des Kontakts tritt auf, wenn ein Überlebender regelmäßig mit einem, wie ich es nennen möchte, niedrig ausgeprägten Narzissten zusammenkommt. Diese Person würde die diagnostischen Kriterien für eine narzisstische Persönlichkeitsstörung erfüllen. Wenn keine Auseinandersetzung damit erfolgt und bereits erfolgreich Macht an sich gerissen wurde, würde sich das Verhalten mit dem Alter auf jeden Fall verschlechtern. Ich habe jedoch erlebt, dass diese weniger toxischen Narzissten auf harte, klare Grenzen reagieren, die von Überlebenden gesetzt werden, wenn diese sich ernsthaft keinen weiteren Unsinn mehr gefallen lassen wollen. Wenn Sie hierzu spontan anderer Meinung sind, bleiben Sie dabei und lassen Sie mich das mit Ihnen besprechen. Ich habe Überlebende in der Beratung erlebt, die sich, vielleicht unter dem Deckmantel des „guten Christen", nie wohl dabei fühlten, ihre Meinung zu sagen oder ihre Grenzen deutlich zu machen. Durch die Beratung konnten wir ihnen helfen, ihre ruhige, aber dennoch feste Stimme zu finden. Dies geschah gewöhnlich, wenn sie den Punkt „Ich kann das nicht mehr" erreicht hatten und sie bereit waren, ihre Beziehung zu verlassen, sofern sich die Dinge nicht änderten. Als sie anfingen Grenzen zu setzen, kam dies aus einer Quelle der Kraft und der Gewissheit, nicht so weiterleben zu wollen, wie sie es bisher getan hatten. Das kann mit dem Ehepartner, dem Chef, einem Familienmitglied, einem Freund oder einer kirchlichen Führungskraft geschehen. Der Überlebende hatte seinen „Nicht Mehr"-Punkt erreicht, und die toxische Person erkannte die Machtverschiebung. Nach dem Haltungswandel eines Überlebenden konnte ich bei der toxischen Person Phasen beobachten, in der diese leicht nachgab oder versuchte, nett zu sein. Diese Verhaltensänderung erfolgte, weil der Täter sich etwas Positives davon versprach. Ein Beispiel? Ein toxischer Chef hat einen Überlebenden als Mitarbeiter, der Grenzen setzt. Er ist bereit, sich auf die Veränderungen einzulassen, weil der Überlebende ein wertvoller Mitarbeiter ist, der ihm nützen kann. Ein zuvor kontrollierender Ehepartner könnte – herausgefordert durch die Grenzsetzung seines Partners – nachgeben, wenn er sich in der Ehe grundsätzlich wohlfühlt und er nicht als Single neu beginnen möchte. Vielleicht hat der toxische Ehepartner finanzielle Gründe für die Aufrechterhaltung der Ehe. Ein psychisch missbrauchendes Elternteil wird sich vielleicht widerwillig an die von einem erwachsenen Kind gesetzten Grenzen halten, weil es nicht auf den Kontakt zu den Enkeln verzichten möchte. Was auch immer der Grund dafür ist, dass eine missbrauchende Person beschließt, sich ein Stück zurückzunehmen, es ist allein Sache des Überlebenden, zu entscheiden, wie eine für sein Leben gesunde Umgebung aussieht. Überprüfen manche Missbraucher selbst ihr Verhalten, damit ihr eigenes Leben angenehm bleibt? Ja, das tun sie. Kümmert es alle Täter, wenn ein Überlebender an einen „Nicht

Ich möchte, dass die Unterstützer und Überlebenden in der Community zur Bewältigung von psychischer Gewalt erkennen, dass es keinen Therapieansatz gibt, der für alle geeignet ist, wenn es um Heilung geht.

weiter so"-Punkt gelangt? Ganz und gar nicht. Eigentlich könnte es den meisten Tätern egal sein und jeder Ausdruck des gestärkten Selbstbewusstseins im Handeln des Überlebenden könnte er mit einem Vollangriff beantworten.

Kehren wir nun zurück zum Spektrum der toxischen Personen. Am unteren Ende stehen die klinisch diagnostizierbaren Narzissten, die den äußeren Ausdruck ihrer Toxizität steuern können, wenn es ihren Interessen dient. Am oberen Ende stehen die Soziopathen und Psychopathen, die keine Skrupel haben, das Leben anderer vollständig zu zerstören. Im Falle der Narzissten, deren Verhalten an Sozio- oder Psychopathie grenzt, müssen die Überlebenden ihre Möglichkeiten hinsichtlich der Beeinträchtigung ihres Wohlbefindens durch den Kontakt wirklich abwägen. Ich bin bekannt dafür, dass ich Überlebenden, die in intensivem Kontakt mit extrem toxischen Menschen stehen, sage, dass ich nicht weiter mit ihnen arbeiten kann, wenn sie nicht die Kein-Kontakt-Regel umsetzen und einhalten. Steht das nicht im Widerspruch zu dem, was ich vorhin gesagt habe? Ganz und gar nicht. Ich habe gesagt, dass ich aus ethischen Gründen nicht verlangen kann, dass jeder Überlebende die Kein-Kontakt-Regel einhalten soll. Ich habe nicht gesagt, dass ich mit jemandem eine therapeutische Beziehung eingehen würde, der sich mit der selbst gewählten Droge in Gestalt eines psychischen Missbrauchers umbringen will. Es wäre so, als ob mir gegenüber ein Klient auf der Couch sitzen würde mit einer tödlichen Menge Heroin in einer Nadel, die in seinem Arm steckt. Wird von mir wirklich erwartet, dass ich einfach dasitze und versuche, über Grenzen zu sprechen, während er die Droge konsumiert? Das wird nicht passieren. Wenn die Überlebenden an den Punkt kommen, an dem ihre Beziehung sie langsam umbringt, müssen wir darüber reden, warum ihnen ihr eigenes Leben weniger wichtig ist als die Befriedigung des Täters. Das sind die extremsten Situationen. Wenn sie auftreten, ist Kein-Kontakt die einzige Möglichkeit für ein Leben in Genesung.

Für Überlebende kann es sehr hilfreich sein, das ganze Ausmaß der Beeinflussung durch die toxische Person zu erfassen, wenn sie ihr Leben aus der Perspektive des – wie ich es nenne – „Balanced Life"-Modells betrachten. Im Aktenschrank meines Büros habe ich ein handliches Tortendiagramm, das ausgedruckt bereitliegt, damit meine Klienten es ausfüllen. Das „Balanced Life"-Diagramm umfasst sieben Bereiche, die benötigt werden, um aus der Alltagsroutine Arbeit-Zuhause-Arbeit-Zuhause auszusteigen. Ein ausgewogenes Leben besteht aus:

- Arbeit/Ehrenamt/Schule
- körperlicher Gesundheit
- spirituellem Wachstum
- Freundschaften
- Liebesbeziehung
- Elternschaft (falls zutreffend)
- Hobbys

Eine gute Übung fürs Tagebuch ist die Beantwortung der Frage „Wie wirkt sich mein Kontakt mit (ergänzen Sie den Namen der toxischen Person) auf meine … aus?" und dann die Liste abzuarbeiten. Ein fiktives Beispiel:

- Wie wirkt sich mein Kontakt mit Sue (oder Bob) auf meine Arbeit aus?
- Wie wirkt sich mein Kontakt mit Sue (oder Bob) auf meine körperliche Gesundheit aus?
- Wie wirkt sich mein Kontakt mit Sue (oder Bob) auf mein geistiges Wachstum aus?

Es ist ganz einfach. Fahren Sie fort und notieren Sie die Ergebnisse zu jedem der sieben Bereich des „Balanced Life".

Eine andere Übung ist die Beantwortung folgender Fragen:

- Wie wirkt sich der Verbleib in meiner Ehe (oder in meinem Beruf) auf meine Arbeit aus?
- Wie wirkt sich der Verbleib in meiner Ehe (oder in meinem Beruf) auf meine körperliche Gesundheit aus?
- Wie wirkt sich der Verbleib in meiner Ehe (oder in meinem Beruf) auf meine Elternschaft aus?

Und so weiter durch alle sieben Bereiche.

Die Idee der Übung besteht darin, den Überlebenden deutlich zu zeigen, wie sich der soziale Kontakt mit einem Missbraucher, der Verbleib an einem toxischen Arbeitsplatz oder in einer missbrauchenden kirchlichen Umgebung auf die anderen Bereiche des Lebens auswirkt. Manchmal sind die Überlebenden, die diese Übung abgeschlossen haben, überrascht, dass ihre Missbrauchssituation nur begrenzte Auswirkungen auf ihr gesamtes Leben hat. Ein anderer Fall ist es allerdings, wenn der Verbleib in einer lebensgefährdenden Situation mehrere Bereiche ihres Lebens zerstört.

Psychisch Missbrauchende lieben es, diese Anschuldigungen zu erheben, sodass man nur schwer der Falle entgeht, ihre Worte als Wahrheit zu verinnerlichen. Wir müssen deutliche Grenzen setzen, wenn die Verhaltensweisen anderer mangelnden Respekt uns und unserer Gesundheit gegenüber zeigen. Grenzen müssen nicht melodramatisch oder kraftvoll in ihrer Anwendung sein. Grenzen können ruhig und beständig sein. Beispiel? Wir setzen gute und gesunde Grenzen, wenn wir uns einfach weigern, uns auf eine nutzlose Auseinandersetzung mit einer toxischen Person einzulassen. Ein weiterer Grund, warum es schwierig ist, Grenzen zu setzen? Wir machen uns Gedanken, dass wir nicht bereit sind zu vergeben und nachtragend sind. Grenzen haben nichts mit Vergebung oder Feindseligkeit zu tun. Sie haben allein mit der Qualität unserer menschlichen Interaktionen in unserem Leben zu tun.

Wenn wir uns für die Notwendigkeit von Grenzen entscheiden, kann es schwer sein sie zu setzen – und aufrechtzuerhalten –, falls wir an uns selbst und an unserer Einschätzung der Situation zweifeln. Die Überlebenden fragen sich oft, ob sie überreagieren oder zu empfindlich sind.

Viele Überlebende arbeiten sich durch die erste Stufe der *Verzweiflung*, die zweite Stufe der *Aufklärung*, die dritte Stufe des *Erwachens* und erleben sich dann in der vierten Stufe der *Grenzen* paralysiert. Sie wissen nicht, wie es von diesem Punkt aus weitergehen soll. Sie haben genug Wissen, um zu erkennen, dass sie etwas Entscheidendes in ihrer Situation unternehmen müssen, aber die Optionen machen ihnen vollkommen Angst. Ich habe erlebt, wie einige Überlebende zu ihren Missbrauchern zurückgekehrt sind und versuchten, so zu tun, als wüssten sie nicht, dass es eine schädliche Umgebung ist. Verleugnung ist ein starkes menschliches Element, das im Zusammenhang mit psychischem Missbrauch nicht ignoriert werden kann. Ironie, nicht wahr? Verleugnung ist genau die Art und Weise, wie wir die Wahrheit ignorieren. Verleugnung fordert von den Überlebenden die Ablehnung der Tatsache, dass sie in Wirklichkeit versteckten Missbrauch erleben. Wenn Überlebende sich dafür entscheiden, die Heilung genau hier abzubrechen, dann ist das ihre Entscheidung und wir schätzen sie nach wie vor. Es ist wissenschaftlich erwiesen, dass Menschen viele Versuche brauchen, um ungesunde Beziehungen zu verlassen. Ich hoffe, dass sich alle Überlebenden auf dieser Reise und in den Lesekreisen zu diesem Buch willkommen fühlen, unabhängig davon, wo sie sich auf ihrem Weg befinden. Als Teil der Community zur Bewältigung von psychischer Gewalt wollen wir die Überlebenden unterstützen, ihnen Mut machen und nicht Schamgefühle produzieren, weil sie in ihrem Leben nicht das tun, was sie unserer Meinung nach tun sollten. Diejenigen, die bereit sind, über Grenzen für ihre besondere Situation nachzudenken, können mit mir einen Blick auf die beiden Kontakt-Arten werfen, die ich als Therapeutin am häufigsten erlebe. Die erste bezeichne ich als „Distanzierten Kontakt“ und die zweite als „Kein-Kontakt“.

Distanzierter Kontakt

Es ist genau das, wonach es sich anhört, und es ist mehr als nur eine zeitliche Begrenzung. Es geht um die innere Haltung des Überlebenden. Es gibt weiterhin Interaktionen zwischen dem Täter und dem Überlebenden, aber der Ton hat sich radikal geändert, seit der Missbrauch aufgedeckt und vom Überlebenden erkannt wurde. Bei „Distanziertem Kontakt" geht es um die emotionale Verfassung des Überlebenden. Es liegt ganz in der Verantwortung der Überlebenden, zu entscheiden, was nötig ist, um sich von dem Missbrauch zu erholen und auf einer bestimmten Ebene in Kontakt zu bleiben. Vor der Heilung wurde die Zielperson vom Täter hin und her geschubst. Die gehässigen Worte saßen tief und die Psychospielchen stürzten den Betroffenen in einen emotionalen Strudel. Wenn Heilung beginnt, kann sich ein Überlebender aus verschiedenen Gründen für den Distanzierten Kontakt entscheiden. Er oder sie ist sich nun voll und ganz bewusst, was sich in dem toxischen Umfeld abspielt. Das ist eine enorme Machtverschiebung. Der Distanzierte Kontakt funktioniert in vielen verschiedenen Lebenssituationen. Einige Überlebende entscheiden sich sogar, in ihren Ehen zu bleiben, und setzen zugleich eine strategische Version des Distanzierten Kontaktes um. Aufklärung ist schlagkräftig und kann die Überlebenden in die Lage versetzen, die richtigen Entscheidungen für ihr Leben zu treffen.

Der Versuch, den Kontakt emotional und physisch einzuschränken, ist oft der erste Schritt bei meiner Arbeit mit neuen Klienten. Wir versuchen die Klienten dazu zu bringen, winzige Schritte weg vom Täter zu machen, um den Entgiftungsprozess voranzubringen. Wenn die unmittelbare Sicherheit des Klienten gefährdet ist, wird eine langsame Loslösung nicht funktionieren und die einzige Möglichkeit ist die Trennung. Allerdings ist das normalerweise nicht die Situation, in der Klienten zu mir in die Therapie kommen. Die überwiegende Mehrheit hat die körperliche und emotionale Sicherheit, ihre Entscheidungen zu durchdenken und durchdachte Pläne zu machen, statt reflexartige, spontane Antworten zu suchen.

Die Umsetzung des Distanzierten Kontakts könnte damit beginnen, dass man den Anruf einer toxischen Person nicht sofort beantwortet, sondern stattdessen 30 Minuten abwartet. Die Überlebenden können sich in dieser Zeit mit der Angst auseinandersetzen, die hochkommt, wenn sie nicht gleich springen, sobald der Täter sich meldet. Der Beginn eines Distanzierten Kontakts könnte bedeuten, dass man in Zukunft keine längeren persönlichen Gespräche mit einem toxischen Mitarbeiter führt. Stattdessen hält der Überlebende die Gespräche nun auf einer oberflächlichen Ebene. Distanzierter Kontakt kann auch so aussehen, dass man auf die Bitte eines missbrauchenden Gemeindeleiters bzgl. eines ehrenamtlichen Engagements „Nein" sagt. Sobald ein Überlebender in der Lage ist, sanft, aber bestimmt die Richtung einer toxischen Beziehung zu ändern, kann er Vertrauen gewinnen. Es hilft auch bei der chemischen Entgiftung, die erforderlich ist, wenn in der Beziehung eine Traumabindung (intermittierende Verstärkung) stattgefunden hat. Ist es den Überlebenden möglich,

Kleine kraftvolle Schritte in Richtung Unabhängigkeit von einem psychischen Missbraucher sind unglaublich wichtig für den Deprogrammierungsprozess der Heilung.

die emotionalen Ketten zu durchbrechen, in denen sie gefangen sind, wenn sie in Kontakt bleiben? Mit Sicherheit ja. Ich erlebe es jeden Tag und seit Jahren. Ist es ein harter Weg? Unbestreitbar. Aber das Gleiche gilt für den Abbruch des direkten Kontakts. Es gibt keine einfachen Wege, wenn die Täter ihr Gift verbreitet haben. Ich möchte mit Nachdruck darauf hinweisen, dass aus der Perspektive der psychischen Gesundheit Heilung geschehen kann und auch geschieht, selbst wenn einige Überlebende noch in Kontakt sind. Die Schlüssel sind der Grad der Toxizität der Umwelt und ihre Auswirkungen auf das geschädigte Individuum. Deshalb ist eine Beratung außerordentlich hilfreich, wenn Überlebende sehr große Lebensentscheidungen in Bezug auf toxische Beziehungen zu treffen haben. Es macht einen großen Unterschied in der Tragweite eines Lebensumbruchs, ob dabei der Kontakt mit einem Freund abgebrochen wird, der nicht im selben Haus lebt, oder ob es um das Ende einer über dreißigjährigen Ehe geht, bei der Kinder und Enkelkinder involviert sind. Ebenso gibt es einen großen Unterschied zwischen jemandem, der eine Arbeitsstelle aufgibt, bei der er fünf Jahre lang gearbeitet hat, und einer anderen Person, die überlegt, ihren Anteil an einem Unternehmen zu verkaufen, weil der Miteigentümer ein psychisch Missbrauchender ist. Ich bin es ehrlich gesagt langsam leid, dass Leute, die keine Fachleute für mentale Gesundheit sind, den Kontaktabbruch als einzig wahre Form der Heilung sehen. Es ist eine wenig sachkundige Haltung, die auf ihren eigenen persönlichen Erfahrungen beruht. Sie projizieren das, was bei ihnen funktioniert hat, auf die sehr unterschiedlichen Lebensumstände anderer Menschen. Sie als Überlebender sollten nicht vergessen, dass es in Ihrer Verantwortung liegt, alle Ihre Optionen zu bedenken. Sie gehen abends ins Bett und müssen sich mit Ihren Lebensentscheidungen wohlfühlen. Ich lebe nicht in Ihrer Welt und auch kein anderer Unterstützer der Community. Tun Sie das, was für Sie richtig ist. Das kann die Einführung eines Distanzierten Kontakts beinhalten oder auch nicht.

Den Distanzierten Kontakt findet man oft in Familienbeziehungen. Nur weil es in einer Familie ein missbrauchendes Individuum (oder vielleicht sogar einige) gibt, sind viele Überlebende nicht bereit, den Kontakt zu ihrem gesamten familiären Umfeld aufzugeben. Vielleicht wollen sie auch nicht alle Verwandten aus dem Leben ihrer Kinder entfernen. In diesen Situationen sind die Überlebenden voller Hoffnung, dass sie durch den Distanzierten Kontakt eine sichere emotionale und physische Distanz finden können. Wenn dies nicht gelingt, dann ist vielleicht Kein-Kontakt die beste Option. Wir werden das gleich näher untersuchen. Wenn der Distanzierte Kontakt das Ziel ist, wird die konkrete Umsetzung für jede Situation anders sein. Um festzustellen, ob die Realisierung eines Distanzierten Kontakts angebracht ist, stelle ich oft folgende Fragen:

- Was hat in der Vergangenheit funktioniert?
- Was hat in der Vergangenheit nicht funktioniert?
- Ab welchem Punkt beginnt der Kontakt, Sie zu beunruhigen?
- Wer sind die sicheren Menschen in Ihrem Umfeld?
- Wer sind die Missbraucher in Ihrem Umfeld?

- Was sind am Ende des Tages die Dinge, die ihn erfolgreich gemacht hätten?
- Was sind am Ende des Tages die Geschehnisse, die Sie sehr verärgern würden?

Auf der Grundlage der Antworten auf die obigen Fragen kann ein Plan für den Kontakt erstellt werden. Es braucht Zeit, um den Distanzierten Kontakt zu perfektionieren, aber ich habe Überlebende kennengelernt, die das wunderbar gemacht haben. Selbstfürsorge ist immer von wesentlicher Bedeutung, wenn man sich für die Beibehaltung des Kontakts entscheidet. In manchen Situationen gibt es jedoch keine Wahl, egal, was der Überlebende hinsichtlich der Beziehung empfindet. Dies kann der Fall sein, wenn es z. B. ein gemeinsames Sorgerecht mit dem Täter gibt oder wenn ein älterer Elternteil zu versorgen ist. Für die Heilung ist es wichtig, sich emotional lösen zu können und sich seiner inneren Stimme bewusst zu sein. Wenn ein Überlebender während des Kontakts totale Panik erlebt, wird die Dynamik seiner Heilung beeinträchtigt. Der Betroffene sucht vielleicht einen sachkundigen Therapeuten, Lebensberater oder Mentor auf, um spezifische Werkzeuge für seine persönliche Situation zu erlernen und ein gesundes Maß an Distanziertem

Beim Distanzierten Kontakt geht es darum, in der Gegenwart toxischer Menschen emotional distanziert zu bleiben. Es geht nicht darum, den Kontakt einzuschränken und trotzdem gleichzeitig von überwältigenden Gefühlen erfasst zu sein.

Kontakt zu erreichen. Es geht darum zu lernen, die Gedanken unter Kontrolle zu halten, sie durch gesündere innere Botschaften zu ersetzen und Grenzen zu finden, die in dem Umfeld funktionieren.

Wenn Sie Ihren eigenen Plan für den Distanzierten Kontakt erstellen, gibt es einige Dinge zu beachten:

- Der Erfolg eines Distanzierten Kontakts ist wesentlich davon abhängig, inwieweit Sie in Ihrem Leben von gesunden Menschen unterstützt werden. Es geht nicht um die Anzahl der Personen, die zu Ihrem Unterstützungssystem gehören, sondern um die Qualität dieser Beziehungen. Es ist sehr schwierig, einen Distanzierten Kontakt mit einer toxischen Person zu erreichen, wenn Sie isoliert sind und niemanden haben, der Sie anfeuert, der Sie gern hat und Sie zum Lachen bringt.
- Der Distanzierte Kontakt beginnt im Kopf des Überlebenden. Unsere Gedanken haben Einfluss auf unsere Gefühle. Deshalb müssen die Überlebenden achtsam sein und sich bewusst machen, dass das verzerrte Denken von Narzissten, Soziopathen oder Psychopathen ausgeht. Wehren Sie sich gegen den Drang, alle Schuld zu verinnerlichen. Die toxische Person wird versuchen, sie Ihnen zuzuschieben, und Sie müssen der Versuchung widerstehen sie anzunehmen. Gedanken wie „Das ist sein Problem, nicht meins" sind als Mittel der Zentrierung hilfreich, wenn die verstörenden Verhaltensweisen wieder beginnen, und das tun sie immer.
- Wie ich bereits erwähnt habe, verwende ich gerne das Bild eines Scheinwerfers. Eine toxische Person hat z. B. etwas

Lächerliches getan oder gesagt und der Scheinwerfer ist auf sie gerichtet. Wenn der Überlebende jedoch mit Wut oder einer anderen starken Emotion reagiert, raten Sie mal, wohin sich das Scheinwerferlicht richtet? Auf den Überlebenden – und die toxische Person freut sich. Es geht nicht mehr um das missbräuchliche Verhalten, sondern um den Überlebenden. Entscheidend für den Erfolg von Distanziertem Kontakt ist, dass man lernt, ruhig zu bleiben und den Fokus der Aufmerksamkeit (Scheinwerferlicht) auf der toxischen Person zu lassen. Niemand hat gesagt, dass es einfach sein wird, und das ist es auch nicht, aber einige Situationen erfordern es, in Kontakt zu bleiben. Überlebende brauchen das Instrumentarium, um gleichzeitig den Heilungsprozess fortzusetzen.

- Psychische Missbraucher rekonstruieren gerne die Geschichte. Sie nehmen Situationen aus der Vergangenheit auf und verändern beim Nacherzählen der Geschichte den Sachverhalt komplett. Das kann Überlebende sehr wütend machen. Dadurch werden sie oft in eine Spirale negativer Gefühle gezogen. Ein Überlebender in Distanziertem Kontakt muss die Fähigkeit beherrschen, ruhig, aber bestimmt die wahre Geschichte aufzuzeigen. Sagen Sie es einmal, vielleicht zweimal, und dann ist es geschafft. Bei der Methode des Distanzierten Kontakts ist es wichtig, dass die Überlebenden gegenüber der toxischen Person die Ungereimtheiten der Erzählung benennen. Einige psychische

Entscheidend ist es, der giftigen Person nicht in den Lügenstrudel zu folgen.

Missbraucher werden auf einen Überlebenden wütend reagieren, wenn dieser ihnen entschlossen, aber nicht im Zorn, antwortet. Wenn das bei Ihnen zutrifft, dann ist ein Distanzierter Kontakt vielleicht nicht Ihre sicherste Option. Möglicherweise ist Kein-Kontakt die einzige Wahl, und Sie müssen mit einem Therapeuten oder Lebensberater zusammenarbeiten, um die Situation zu klären.

- Wenn ein Überlebender stabil bleibt und nicht durch die Handlungen der toxischen Person ins Trudeln gerät, wird das „verrückte" Verhalten des Täters viel deutlicher. Überlebende, denen es gelungen ist, die Kontrolle über ihre Emotionen zu behalten, sind oft verblüfft, wie klar das Leben wird. Sie sind in der Lage, das Chaos zu erkennen, das die toxische Person anrichtet, und sie sehen genau, welches Spiel gespielt wird. Die Überlebenden kommen oft an einen Punkt der Heilung, an dem sie die Reaktionen der toxischen Person vorhersagen können. Sie lassen sich nicht länger von den Launen des Täters emotional hin und her schubsen. Der Überlebende hat die Macht über seine emotionalen Reaktionen gewonnen. Wenn wir nicht lernen, mit unseren Emotionen umzugehen, wird jemand anders überglücklich sein, sie für uns zu managen. In der Regel ist dies eine toxische Person, die genau die richtigen Fäden zu ziehen weiß, um die von ihr gewünschten negativen Reaktionen beim Überlebenden zu provozieren. Selbstkontrolle zu haben bedeutet Ermächtigung und Heilung.
- Manche toxische Menschen wechseln zwischen einem angenehmem Umgang und schrecklichsten Verhaltenswei-

sen. Diese Achterbahnfahrt kann sehr verwirrend sein. Die Überlebenden denken vielleicht, dass die toxische Person ihr Verhalten geändert hat. Wenn ein Überlebender den Distanzierten Kontakt umsetzen will, vergisst er am besten nie, dass schlechte Tage wiederkommen werden. Ein Überlebender fühlt sich am meisten verletzt, wenn er glaubt, die toxische Person habe sich geändert, und dann genau derselbe Grad an Dysfunktion zurückkehrt.

- Beim Distanzierten Kontakt werden feste Grenzen gesetzt, die vom Überlebenden eingehalten werden müssen. Die toxische Person muss wissen, dass ein Überlebender es ernst meint und es durchziehen wird. Ein Beispiel? Ein Überlebender kann einer toxischen Person mitteilen, dass er nicht mit ihm zusammen ins Auto steigen wird, wenn er getrunken hat und versucht zu fahren. Punkt. Der Überlebende hat bereits die Telefonnummer von einem Taxidienst in seinem Handy gespeichert und wird auf andere Weise nach Hause kommen, wenn der Täter sich entscheidet zu trinken. Höchstwahrscheinlich wird die toxische Person den Überlebenden beschuldigen, sie „kontrollieren" zu wollen, worauf der Überlebende etwa folgendermaßen antworten sollte: „Du kannst dich entscheiden zu trinken, wenn du willst. Ich sage nicht, dass du nicht trinken

Der Überlebende vermittelt diese Botschaft in einem festen und klaren Tonfall, nicht wütend oder schreiend. Er stellt nur die Fakten dar. Akzeptiere es oder lass es, toxische Person.

sollst. Ich sage nur, dass ich dann nicht zu dir ins Auto steigen werde. Trink ruhig. Niemand hält dich davon ab. Ich werde mich jederzeit um meine Sicherheit kümmern, und diese Entscheidung steht dir nicht zu."

- Der Überlebende in Distanziertem Kontakt muss den psychischen Missbraucher so akzeptieren, wie er ist, und nicht, wie er ihn sich wünscht. Kein Gebet wird jemanden ändern, wenn er nicht geändert werden will. Psychische Missbraucher wollen nicht anders sein, weil die Art und Weise, wie sie ihr Leben leben, für sie passt. Für die Heilung während des Distanzierten Kontakts ist es entscheidend, den Charakter eines Missbrauchers zu akzeptieren, wie er ist und wie er immer bleiben wird. Wenn Sie weiterhin hoffen, beten und sich eine Veränderung wünschen, dann haben Sie die Stufe des Erwachens noch nicht wirklich erreicht. Ich möchte Sie deswegen nicht verurteilen, denn ich weiß, wie schwer diese Akzeptanz ist. Ich behaupte auch keinesfalls, dass man Missbrauch als normal hinnehmen muss. Ich meine „Akzeptanz" nicht als Ersatz für „Toleranz". Ich möchte Ihnen damit deutlich machen, dass Ihre Hoffnung, die Person würde sich eines Tages zum Besseren entwickeln, abrupt aufhören muss. Wenn das geschieht, dann entsteht eine Machtverschiebung in der Beziehung. Der Überlebende ist nun frei, den Täter klar zu erkennen. Der Distanzierte Kontakt funktioniert nur, wenn der Überlebende einen klaren Verstand hat.

Sie sehen, dass der Distanzierte Kontakt kein einfacher Weg ist. Ich vergleiche die Situation des Distanzierten Kontakts und der Option Kein-Kontakt oft mit der Heilung von einer Sucht. Keinen Kontakt zu haben ist gleichbedeutend mit der Entscheidung, nie wieder Alkohol zu trinken oder Drogen zu nehmen. Ehemalige Süchtige oder Alkoholiker sind in der Lage, den Rest ihres Lebens ohne Alkohol, Drogen oder Pillen zu verbringen. Das ist körperlich möglich. Überlebende von psychischem Missbrauch können die Verbindung zu ihren Tätern abbrechen, sich erholen und nie wieder zurückblicken. Der Distanzierte Kontakt ähnelt eher der Heilung von einer Essstörung. Niemand kann ohne Nahrung überleben. Der Betroffene muss sich täglich mindestens dreimal mit seiner speziellen Droge (Nahrung) auseinandersetzen und damit umgehen lernen. Beide Wege der Genesung sind bewundernswert und jeder ist auf seine Art schwierig. Durch Kein-Kontakt können die Überlebenden immer mehr Abstand zu der Böswilligkeit finden, die ihr Leben fast durchgehend zerrüttet hat. Der andere Weg des Distanzierten Kontakts ist der konsequente Prozess, ein Leben der Heilung zu leben, während Sie Ihrem Widersacher immer noch gegenüberstehen, jedoch mit eingeschränkter emotionaler Beteiligung. Wie Sie sehen, ermöglicht der Weg ohne Kontakt mehr Distanz zu missbräuchlichen Erfahrungen. Ich bin sicher, dass dies der Grund ist, warum viele in der Community zur Bewältigung von psychischem Missbrauch eine so starke Meinung davon haben. Doch erzählen Sie das mal einer tapferen Person, die jeden Tag mit ihrer Essstörung konfrontiert ist, oder einem Überlebenden, der den Distanzierten Kontakt nutzen muss (oder will). Manche Umstände der Heilung ermöglichen einfach keinen sauberen Schnitt.

Kein-Kontakt

Jetzt sind wir an einem Punkt angelangt, an dem der Abbruch der Beziehung zu einem psychisch Missbrauchenden für einige Überlebende die beste Option ist. Dieser Weg birgt zwar seine eigenen Herausforderungen, aber wenn die Entfernung der Toxizität erfolgt ist und sich der Staub gelegt hat, dann ist Kein-Kontakt der konkreteste Weg, um voran- und vom Missbrauch wegzukommen. Irgendwann im Laufe des Kontaktes mit einem Narzissten, Soziopathen oder Psychopathen kommen viele Überlebende zu der Erkenntnis, dass die toxische Person keinen Wert für ihr Leben hat. Toxische Menschen schaffen es, sich komplett unerwünscht zu machen. In diesem Moment beginnt der Überlebende den Kontakt abzubrechen und sich zu weigern, ein Spielball in dem missbräuchlichen Spiel zu sein. Psychisch Missbrauchende erkennen nicht, dass andere ihrer Lächerlichkeit wirklich überdrüssig geworden sind, Heilung vom Missbrauch suchen und schließlich weiterziehen, ohne zurückzuschauen.

Wenn Ihre Lebensumstände es Ihnen erlauben, keinen Kontakt zu haben, und Sie der Meinung sind, dass dies die beste Option für Ihren persönlichen Weg ist, dann gibt es ein paar Dinge zu bedenken:

- Sie werden versucht sein, Ihre Kein-Kontakt-Entscheidung zu brechen. Seien Sie vorbereitet, wenn diese Tage kommen. Ja, ich habe Tage gesagt, weil es sich nicht nur um einen einzigen handeln wird. Halten Sie einen Sicherheitsplan bereit. Dazu könnte auch gehören, einen anderen Überlebenden zur Unterstützung zu holen.

- Viele Täter versuchen, ihre Zielpersonen wieder in Gespräche zu verwickeln. Erinnern Sie sich, Hoovering bedeutet, dass eine toxische Person sich entschließt, wieder im Leben eines Überlebenden aufzutauchen. Sie kommen zurück und machen Versprechungen, die sie nicht halten wollen, können und wo sie auch nie die Absicht hatten, es zu tun. Hoovering dient nur dazu, ihre Überzeugung zu stärken, dass sie den Überlebenden immer noch unter Kontrolle und in Reichweite haben, wann immer sie es verdammt noch mal wollen.
- Manches Hoovering geschieht nicht in Verbindung mit einem Liebesversprechen oder der Aussicht auf eine bessere Beziehung, sondern in Form von Streitereien oder Dramen, um den Überlebenden wieder in Kontakt zu ziehen. In dem von Dr. John und mir abgeschlossenen Forschungsprojekt berichteten die meisten Überlebenden, die Angaben zu diesem Thema gemacht haben, dass sie das Hoovering als sehr unangenehm erlebt haben. Der Täter drehte genau an den entscheidenden Knöpfen, um den Überlebenden wieder in einen argumentativen Kontakt zu bringen.
- Nicht alle Missbraucher benutzen Hoovering. Das ist verwirrend, ich weiß. Einige tun es. Einige nicht. Wenn Sie sich für Kein-Kontakt entscheiden und Sie keine Erfahrung mit regelrechtem Hoovering machen, stellen Sie sich darauf ein, dass die toxische Person in irgendeiner Weise öffentlich in Erscheinung tritt. Eines ihrer Lieblingswerkzeuge sind die sozialen Medien, weil sie dort eine ausgeklügelte Version ihrer selbst präsentieren können. Sie

werden versuchen, ihr Leben nach der Beziehung mit Ihnen perfekt und überaus glücklich erscheinen zu lassen. Es ist äußerst wichtig, sich daran zu erinnern, dass sich psychische Missbraucher nie ändern. Toxische Menschen werden die Nummer „Idealisieren – Abwerten – Verstoßen" mit einer anderen Zielperson einfach erneut ablaufen lassen. Sich selbst in Szene zu setzen, um Überlebende zu verletzen, die sich für Kein-Kontakt entschieden haben, geschieht nicht nur bei ehemaligen Liebhabern. Es kommt in verschiedenen Beziehungen vor, z. B. bei der Arbeit oder im kirchlichen Umfeld.

- Wenn die Distanz zwischen Ihnen und dem Täter wächst, werden Sie anfangen, an sich selbst zu zweifeln. Es liegt in der Natur des Menschen, dass die Zeit nicht alle Wunden heilt, aber sie vermag die Erinnerungen abzuschwächen. Dadurch können wir beschämende oder beängstigende Geschehnisse durchleben und uns später dabei ertappen, wie wir die Geschichten mit Humor erzählen. Die Erinnerungen an Beziehungen zu Missbrauchern funktionieren ähnlich. Mit der Zeit kann es passieren, dass Sie in Ihrer Überzeugung nachlassen, dass Kein-Kontakt gerechtfertigt war. Ein Tagebuch oder eine

Mein Vorschlag an Betroffene, eine Bildcollage mit den positiven Symbolen ihres Lebens nach dem Missbrauch als Hintergrund auf ihr Handy zu speichern, ist bekannt. Dies dient als Erinnerung an das, was Sie schützen möchten, indem Sie weiterhin keinen Kontakt haben.

Kein-Kontakt-Liste zu führen, ist sehr hilfreich, wenn Sie eine schnelle Rückversicherung brauchen, warum das Kappen der Verbindung die einzig gute Option war.

- Sie müssen sich ein neues Leben aufbauen. Das kann bedeuten, dass Sie neue Freunde, eine neue Kirchengemeinde, ein neues Zuhause, einen neuen Arbeitsplatz oder eine neue Liebesbeziehung suchen müssen. Vielleicht betrifft es all diese Beziehungen, je nachdem, wie viel Schaden der Missbraucher in Ihrem Leben angerichtet hat. Der Zeitpunkt, wann neue Beziehungen und räumliche Veränderungen in Ihrem Leben stattfinden, ist sehr individuell. Bei der Option Kein-Kontakt geht es immer darum, etwas Schädliches zurückzulassen, um entweder in Zukunft ohne es zu leben oder es durch eine gesündere Option zu ersetzen. Es ist ein Prozess, also haben Sie Geduld mit sich selbst, wenn Sie wieder neu beginnen, nachdem Sie wiederholt und intensiv emotional niedergeschlagen und getreten wurden.
- Eine Beziehung zu beenden bedeutet auch immer, sich von den positiven Seiten des anderen zu entfernen. Wenn es die ganze Zeit furchtbar gewesen wäre, wäre es leicht, sich zu trennen. Die Trauer über den Verlust dessen, was gut war, gehört zur Bereitschaft, keinen Kontakt zu haben.

Unabhängig davon, ob die Überlebenden Distanzierten Kontakt oder Kein-Kontakt implementiert haben, ist eines der Haupthindernisse für die Heilung die Neuverkabelung mit den wiederholten Lügen des Täters. Psychische Missbraucher verwenden Techniken der Gehirnwäsche, um bestimmte Ideen in ihren Zielpersonen zu verankern. Es sind Gedanken wie diese:

- Sie werden am Ende allein sein.
- Dieser Job ist der einzige Weg, um Ihre Karriereziele zu erreichen.
- Diese Kirchengemeinde ist die einzige, die Gott dazu ausgewählt hat, seinen Willen zu verkünden.
- Ihre Familie wird immer für Sie da sein, aber Freunde kommen und gehen.

Das Aufdecken der Lügen und ihre Ersetzung durch die Wahrheit ist das Kernstück des Genesungsprozesses für Überlebende von psychischer Gewalt.

Wenn Sie Schwierigkeiten haben, *Stufe Vier: Grenzen* zu durchlaufen, lassen Sie sich nicht entmutigen. Suchen Sie sich einen Therapeuten für mindestens ein paar Sitzungen. Wenn Ihnen das nicht möglich ist, suchen Sie sich im Abschnitt *Quellen* am Ende dieses Buches eine Online-Unterstützungsgruppe. Bitte tun Sie weiterhin alles, um Ihre Optionen zu prüfen. Ich weiß, dass es eine schwierige Stufe ist. Alles in Ihnen verlangt danach herausfinden, wie Sie entweder den Distanzierten Kontakt oder die Option Kein-Kontakt umsetzen können. Es gibt einfach keine anderen Optionen für die Heilung nach psychischem Missbrauch.

STUFE FÜNF: ERNEUERUNG

Nachdem ein Überlebender von psychischer Gewalt seine Verzweiflung erkannt hat (Stufe Eins), sich über die Besonderheiten von psychischer Gewalt informiert hat (Stufe Zwei), in der Phase des Erwachens (Stufe Drei) eine Genesung für möglich erachtet und Grenzen gezogen hat (Stufe Vier), geht es in der nächsten Stufe um die Erneuerung materieller Dinge, das positive Erleben zentraler Lebensereignisse, die Wiederherstellung finanzieller Stabilität, körperlicher und geistiger Gesundheit oder anderer Verluste, die der Überlebende während der Zeit des Missbrauchs erlitten und als solche erkannt hat. Dies sollte eine ermutigende Stufe sein, in der die Früchte des Heilungsprozesses für die Überlebenden allmählich greifbar werden. Die Erneuerung kann länger dauern, als es die Überlebenden erwartet haben, daher ist Geduld mit dem Heilungsprozess von entscheidender Bedeutung. Ohne Geduld kann ein Überlebender leicht entmutigt werden.

Eines der ersten Anzeichen für das Erreichen dieser Heilungsstufe ist der Wunsch der Überlebenden, ihre Freizeit mit Aktivitäten zu verbringen, die nichts unmittelbar mit dem Genesungsprozess zu tun haben. Überlebende beschreiben den Eintritt in diese Phase als ein Sättigungsgefühl in Bezug auf all die neuen Erkenntnisse, die sie sich erarbeitet haben. Oft haben die Betroffenen das Bedürfnis, sich von den Online-Foren und anderem Lesestoff über Narzissmus, Soziopathie und Psychopathie zurückzuziehen. Dies bedeutet keine Ablehnung der Menschen und Erfahrungen, die die Überlebenden im Heilungsprozess bestärkt haben; es ist vielmehr ein positiver Indikator dafür, dass Normalität zurückkehrt. Vielleicht geschieht dies nach dem Missbrauch in der Kindheit zum ersten Mal. Überlebende auf dieser Stufe der Genesung haben Lust auf neue Hobbys und Aktivitäten, die ihr Leben bereichern. Diese Sehnsucht ist wunderbar und kann als Auslöser für neue Unternehmungen dienen.

Eine der Hauptblockaden auf dem Weg zu *Stufe Fünf: Erneuerung* ist der bewusste oder unbewusste Glaube, man würde den Täter entkommen lassen, wenn man wirklich wieder zu leben beginnt. Es ist, als ob Sie durch Ihr Leiden sich selbst, dem Missbrauchenden und der Welt die Wahrheit über den Ihnen zugefügten Schaden demonstrieren wollten. Ich verstehe die Ursache für dieses Denken sehr gut. In gewisser Weise macht es Sinn. Wenn etwas zerstört worden ist, geben die Trümmer Zeugnis von der Zerstörung, wie z. B. ein ausgebranntes Gebäude oder ein beschädigtes Auto nach einem Unfall. Der Gegenstand spiegelt die lodernden Flammen wider, die alles auf ihrem Weg verzehrt haben. Es zeigt alle Kratzer, zerbrochenes Glas und gequetschtes Metall. Wenn man das Gebäude oder das Auto in seinem beschädigten Zustand beließe, würde dies die Beschädigung für alle sichtbar lassen.

Letztendlich muss das Gebäude jedoch wieder aufgebaut und das Auto entweder repariert oder auf den Schrottplatz gebracht werden. So oder so, das Leben geht weiter.

Wenn es um die Genesung von psychischer Gewalt geht, müssen sich die Überlebenden irgendwann wieder für das Leben entscheiden. Sie müssen die inneren Botschaften verarbeiten, die im verschmorten oder zerquetschten Zustand ihres Geistes kreisen. Der Übergang zur Erneuerung drückt nicht aus, dass der Missbraucher nie etwas falsch gemacht hat. Ihr Schritt nach vorne ist auch kein Indikator dafür, dass dessen Handlungen Ihnen nicht geschadet hätten. Die Erneuerung bewirkt die Befähigung des Überlebenden, wieder Hoffnung in sein Leben zu bringen, vielleicht zum ersten Mal.

Man darf jedoch nicht vergessen, dass, selbst wenn Überlebende für den Rest ihres Lebens gebrochen bleiben, dies für die Täter nicht zutrifft. Sie haben nicht die gleiche emotionale Verwüstung durchgemacht. Niemals. Sie haben sofort mit ihrem Leben weitergemacht, weil sie über keine echten menschlichen Kontakte verfügen. Für sie war es leicht, ihre arglistigen Beziehungen zu durchtrennen und ihren Weg weiterzugehen. Ihr Bedürfnis, Ihre Verletzung weiterhin sichtbar zu machen, um der Welt zu zeigen, was Ihnen wirklich angetan wurde, ist der bekannte Ansatz, Gift zu trinken, um jemand anderem zu schaden. Es bringt absolut nichts, wenn man sich unbewusst weiger zu heilen und nach vorne zu schauen. Gut zu leben bedeutet nicht, dass der Missbrauch nie stattgefunden hat. Es bedeutet, dass der Missbrauch Ihnen keinen irreparablen Schaden zugefügt hat. Das ist eine großartige Botschaft, die jeder Missbraucher erkennen sollte. Die toxische Person, die Ihnen Schaden zugefügt hat, wird vielleicht nie erleben, wie Sie ein gutes Leben nach dem Missbrauch führen, aber Sie selbst werden es erleben. Sobald Sie die Stufe der Erneuerung durchlaufen haben, werden Sie wissen, dass Ihr Leben nicht mehr von einem Missbraucher kontrolliert wird. Sie könnten tatsächlich anfangen daran zu glauben, dass bessere Tage vor Ihnen liegen. Wissen Sie was? Diese Tage kommen wirklich, und ich freue mich für Sie.

Dies ist die Stufe, in der der Einzelne beginnen darf zu träumen. Sie sind den Weg der Heilung weit genug gegangen, um nun die Dinge, die Ihnen während des Missbrauchs geraubt wurden, wiederzuerlangen. Sie befinden sich nicht mehr in der Phase, in der Sie nur von einem Tag zum nächsten leben, sondern sind in einer Weise geheilt, dass Sie nun eine echte Erneuerung wollen. Sie sehnen sich nach Neuem und nach Lebendigkeit. Überlebende, welche die Stufe der *Erneuerung* erreichen, wollen alle Löcher, die die Missbraucher bei ihnen hinterlassen haben, wieder füllen. Viel zu lange wurden den Überlebenden in ihrem Leben Dinge gestohlen und zerstört. Manchmal buchstäblich. Ich möchte, dass Sie die Stufe der *Erneuerung* als Chance betrachten, zu träumen und tatsächlich große Träume zu haben! Das bedeutet nicht, dass es schnell gehen wird. Das wird nicht geschehen. Aber die Träume werden niemals wahr, wenn Sie nicht minutiös die Teile Ihres Selbst identifizieren, die Ihnen noch fehlen. Manche Dinge können nicht mehr konkret ersetzt werden, aber es gibt viele andere Möglichkeiten, die Freuden der Erneuerung zu erleben.

Fahren Sie fort und machen Sie es sich schön. Wenn Sie gerne Tee trinken, kochen Sie sich eine Tasse. Atmen Sie tief ein und entspannen Sie sich. Wenn wir beginnen, über die Bereiche nachzudenken, die in Ihrem Leben wiederhergestellt werden müssen, möchte ich nicht, dass für Sie eine belastende To-do-Liste entsteht. Sie sollen sich in dieser Phase nicht verzetteln. Die Möglichkeit der Erneuerung prägt den Geist von Stufe Fünf. Wenn Sie merken, dass Sie von Perfektionismus oder Ungeduld getrieben werden, legen Sie das Buch für ein paar Stunden (oder Tage) beiseite. Es wird immer noch da sein, wenn Sie zurückkehren. Alles hat seine Zeit. Die Erneuerung sollte zu einem Zeitpunkt erfolgen, an dem sie Ihr Leben bereichert und nicht erdrückt.

Hoffnung ist das Thema von Stufe Fünf.

Zu den Bereichen, die viele Überlebende unbedingt neu angehen möchten, gehören:

- Freude an Feiertagen, Ferien und anderen Festen.
- Finanzielle Stabilität: Schulden abbezahlen und Ersparnisse vermehren.
- Wiederherstellung der körperlichen Gesundheit: Erhalt eines konstanten Energielevels, Verringerung von körperlichen Schmerzen und anderen Beschwerden.
- Wiederherstellung des emotionalen Wohlbefindens: frei – oder auf einem deutlich reduzierten Niveau – von Angst, Sorgen und Depressionen leben.
- Ersatz von materiellen Gegenständen, die während des Missbrauchs zerstört oder gestohlen wurden.

Die Überlebenden können die Stunden und Tage, die ihnen während des Missbrauchs tatsächlich genommen wurden, nicht zurückbekommen, aber sie können den Verlust verschwundener Dinge wettmachen. Ich mag das Wort „wettmachen“. Eine seiner Bedeutungen ist „etwas, das schlecht, unangenehm usw. ist, besser oder akzeptabler machen“. Wenn ein Betroffener von körperlicher Gewalt sich nie bewusst darum bemüht, das Verlorene „wettzumachen“ bleibt es in der Schwebe. Es gibt keinen Abschluss. Das Verlorene liegt einfach nur auf dem Boden, nachdem es von der toxischen Person zertreten wurde. Es wird nie wieder zum Leben erweckt werden und das finde ich tragisch. Von allen Vergehen, die ein Täter einer Zielperson zufügt, macht mich am meisten der Raub alles Guten wütend. Es verletzt mich im tiefsten Inneren. Wie kann es jemand wagen zu glauben, er könne in ein Leben hineinspazieren und anfangen, Bereiche davon zu zerstören? Diese schiere Arroganz ist erschütternd.

Schauen wir uns einige konkrete Beispiele der Erneuerung an, und wie die Rückgewinnung in einzelnen Lebensbereichen eines Überlebenden gelingen kann:

Freude an Feiertagen, Ferien und anderen Festen

Überlebende wundern sich, warum toxische Menschen immer wieder Ferien, Feiertage und andere besondere Lebensereignisse ruinieren. Wie auch sonst bei der Heilung von psychischer Gewalt gibt es keine eindeutige Antwort, die zu jeder Situation passt. Es gibt ein paar Theorien, die man in Erwägung ziehen kann, warum Überlebende in ihrer Zeit mit dem Missbraucher unangenehme Ferien und andere Feste erlebt haben. Narzissten, Soziopathen und Psychopathen sind bindungsgestört. Daher fühlen sie sich in Situationen mit engeren persönlichen Beziehungen unwohl. Sie verursachen absichtlich negatives Chaos, um eine emotionale Entfremdung zwischen sich und anderen herzustellen. Ferien bedeuten Teamwork und partnerschaftliche Kooperation. Toxische Menschen besitzen keine dieser Beziehungsfähigkeiten und sind nicht bereit, sie zu erlernen. Wenn sie nicht im Mittelpunkt stehen, ist es für sie unerträglich, dass die Aufmerksamkeit anderen gilt. Sie ruinieren den Tag absichtlich. Missbrauchende Menschen können ihre eigene Frustration nicht beiseitelegen, damit andere die besonderen Momente genießen können. Sie lassen zu, dass ihre unkontrollierten Stimmungen sich ausbreiten und das beschmutzen, was für andere Menschen eine gute Erinnerung hätte sein können. Sie tun dies sogar ihren eigenen Kindern an.

Wenn die Dinge nicht nach ihren Vorstellungen laufen, haben die Täter keine Probleme damit, Stress zu verursachen. Das gilt auch während der Ferien oder an Feiertagen wie Geburtstagen, Thanksgiving oder Weihnachten. Kein Tag ist ihnen heilig. Sie nutzen jede Gelegenheit, um ein besonderes Ereignis mit einem ausgewachsenen Wutanfall zu verderben.

Was können Sie tun, um diesem Bereich Ihrer Lebensgeschichte eine neue Ausrichtung zu geben? Wenn Sie sich im

Distanzierten Kontakt befinden, kann es bedeuten, dass Sie separat, ohne den Täter feiern. Selbst wenn diese Feier darin besteht, sich selbst ein kleines Geschenk zu machen, allein zum Mittagessen in ein Restaurant zu gehen, das Sie immer schon einmal ausprobieren wollten, oder sich einen Blumenstrauß zu kaufen, um sich daran zu erfreuen. Nur weil jemand anderes sich weigert, die Meilensteine und Siege unseres Lebens zu feiern, bedeutet es nicht, dass wir besondere Anlässe vernachlässigen sollten. Wenn wir uns selbst nicht wertschätzen, bestätigen wir die toxische Agenda des Täters. Am Ende missbrauchen wir uns selbst.

In Ihrer Zeit mit der toxischen Person wurden Ihnen vielleicht mehrere Urlaube ruiniert. Vielleicht ist es so oft passiert, dass Sie, obwohl Sie jetzt keinen Kontakt mehr zum Täter haben, immer noch nicht auf die Idee kommen, Urlaub zu machen. Zu den bleibenden Verletzungen durch psychische Gewalt gehört, dass viele Überlebende mit Symptomen kämpfen, die den Kriterien der Diagnose einer Posttraumatischen Belastungsstörung (PTBS) entsprechen. Das Meiden von Orten und Erinnerungen, die unangenehme Reaktionen auslösen, ist ein Teil der Störung. Wenn Sie zögern – oder Angst haben –, einen richtigen Urlaub nach dem Missbrauch zu machen, buchen Sie vielleicht nur ein oder zwei Nächte in einem Hotel in Ihrer Nähe und machen Sie Urlaub vor Ort. Es gibt online wunderbare Angebote von Hotels, insbesondere für Last-Minute-Reisen. Packen Sie Ihr Badezeug ein und genießen Sie die Annehmlichkeiten, die das Hotel zu bieten hat. Wenn Sie es sich leisten können, bestellen Sie den Zimmerservice. Wenn nicht, begeben Sie sich hinaus und holen Sie sich Ihr Lieblingsessen. Kehren Sie dann in Ihr Zimmer zurück, nehmen Sie Ihre Mahlzeit ein, machen Sie es sich auf Ihrem Bett bequem und genießen Sie den Seelenfrieden, den Sie durch den Heilungsprozess erlangt haben. Erfreuen Sie sich an Ihrem Picknick im Hotel. Halten Sie inne und machen Sie sich die Tatsache bewusst, dass es niemanden gibt, der mit Ihnen einen Streit vom Zaun brechen will, ohne dass es dafür einen Anlass gibt. Es gibt keine Dramaqueens (oder -kings), um deren endlose Forderungen sich alles drehen soll. Nein, Sie sind da, um sich an der Zeit abseits der Alltagsroutine zu erfreuen. Sie sind da, um zu heilen. Kann ein Hotelaufenthalt in Ihrer eigenen Stadt heilsam sein? Ja, bestimmt, denn Sie werden sich in einer konträren Geisteshaltung befinden zu der, die der psychisch Missbrauchende während Ihrer gemeinsamen Zeit für Sie vorgesehen hatte. Der Täter wollte, dass Sie ausgelaugt und ängstlich sind und Sie sich um seine Bedürfnisse kümmern. Aber schauen Sie sich an. Sie machen nichts von diesem Quatsch. Sie genießen einen Abend abseits von zu Hause und erfreuen sich an den Früchten Ihrer Arbeit. Das kann allein, zusammen mit Ihren Kindern oder mit einem Freund geschehen. Es spielt keine Rolle. Indem Sie kleine, sichere Schritte in einen Bereich machen, der früher wegen des Täters jenseits Ihrer Reichweite war, verdrahten Sie Ihr Unterbewusstsein neu und erkennen, dass dies jetzt eine sichere Aktivität ist ohne einen Miesmacher (sprich: den Täter) an Ihrer Seite.

Wenn Sie den Distanzierten Kontakt zum Täter implementiert haben und Reisen ein Teil Ihrer Planungen ist, gibt es Möglichkeiten, auch in diesem Bereich die Erneuerung zu genießen. Machen Sie bei der Vorbereitung Ihres nächsten Urlaubs eine Liste der Dinge, die Sie sich für diese Zeit erhoffen. Entscheidend ist, dass Sie die Liste auf Dinge beschränken, die Sie tatsächlich kontrollieren können. Sie werden nie die Kontrolle über die Stimmung des Täters haben. Dennoch können Sie sich entscheiden, dass es Spaß machen könnte, ein paar Tage freizunehmen, den Moment zu erleben, wenn die Räder des Flugzeugs sich von der Startbahn lösen, oder an jedem einzelnen Urlaubstag sich die Zeit zu nehmen, um sich der kleinen Freuden in Ihrem Leben bewusst zu werden. Es gibt Möglichkeiten, sich nicht in dem Teufelskreis der Auseinandersetzung zu verstricken, der mit einer toxischen Person entsteht. Wenn es Ihnen gelingt, sich während eines Urlaubs von Konflikten frei zu halten, wird die Sache für Sie selbst leichter vonstattengehen. Momente der Einsamkeit zu genießen wird Ihnen auf jeden Fall helfen, geduldig zu sein, und Ihnen eine wahrscheinlich dringend benötigte Pause verschaffen. Viele Überlebende entscheiden sich dafür, keinen einwöchigen oder längeren Urlaub zu nehmen, wenn sie im Distanzierten Kontakt stehen. Warum? Es ist einfach eine zu lange Zeit, um mit einer toxischen Person in enger Verbindung zu stehen. Kürzere – vier- oder fünftägige – Reisen könnten besser funktionieren, um das Leben reibungsloser zu gestalten und sich auf das „Urlaubshoch“ zu konzentrieren, das zu Beginn jeder Reise vorhanden ist. Für viele Menschen ist der sechste oder siebte Tag der Zeitpunkt, an dem der Urlaub kippt und die toxische Person wieder zu ihrem ursprünglichen unausstehlichen Selbst zurückkehrt.

Die Lösung? Machen Sie kürzere Reisen und treffen Sie Vorkehrungen, damit Sie während des Urlaubs für sich selbst sorgen können. Was für den einen passt, funktioniert vielleicht nicht beim anderen; nehmen Sie sich also Zeit, Ihren eigenen Plan individuell anzupassen.

Finanzielle Stabilität: Schulden abbezahlen und Ersparnisse vermehren

Finanzieller Missbrauch ist real und kann zwei Formen annehmen. Die erste liegt vor, wenn eine toxische Person absichtlich eine finanzielle Abhängigkeit für den Überlebenden schafft, um eine intensivere Kontrolle über ihn zu erlangen. Die toxische Person kann einen Überlebenden entweder gänzlich daran hindern, finanzielle Unabhängigkeit zu erlangen, oder sie sorgt unter dem Deckmantel der Fürsorge dafür, dass der Überlebende abhängig wird. Finanzielle Unabhängigkeit von einem Narzissten, Soziopathen oder Psychopathen ist ein Schlüsselfaktor dafür, dass ein Überlebender seine Freiheit findet. Jede Situation sieht anders aus, aber grundlegend ist, dass die Überlebenden wissen, dass sie sich bei Bedarf finanziell selbst versorgen können. Die zweite Form des finanziellen Missbrauchs liegt dann vor, wenn ein Täter ein übermäßig entwickeltes Anspruchsdenken hat. Finanzieller Missbrauch kann von einer toxischen Person ausgehen, die absichtlich eine Abhängigkeit vom Überlebenden schafft und diesen als Voraussetzung für die Beziehung verpflichtet, ihre finanziellen Bedürfnisse zu befriedigen. Ein Beispiel? Ein missbrauchender Ehepartner weigert sich zu arbeiten, obwohl die finanzielle Not offensichtlich oder die

Belastung für eine Person zu groß ist. Ein toxischer Mensch hat kein Problem damit, andere zu benutzen, und er nimmt wenig bis gar keine Rücksicht auf das Wohlergehen des Überlebenden. Dieser Tätertyp wird seinen Ehepartner als Wirtschaftsinstrument und Versorgungsquelle benutzen und nicht als geliebten Partner betrachten, mit dem er gemeinsam ein Leben auf einer gesunden finanziellen Basis gestaltet.

Die Wiederherstellung im Bereich der Finanzen wird sehr speziell sein hinsichtlich dessen, was der Überlebende als Rettung empfindet. Ich möchte Sie ermutigen, eine Liste der finanziellen Sorgen zu erstellen, die vielleicht aus der Zeit des Missbrauchs entstanden sind. Wenn Sie sich die Liste ansehen, denken Sie über sehr kleine Schritte in die richtige Richtung nach, die Sie beginnen können. Ein Beispiel? Wenn Sie weitere Ersparnisse aufbauen möchten, eröffnen Sie online ein kostenloses Konto bei einer der Bank- oder Investmentgesellschaften. Einige Konten sind sehr schnell einzurichten und leicht zu verstehen. Schauen Sie sich Ihr aktuelles Budget an und richten Sie einen Dauerauftrag für Ihr neues Spar- oder Investmentkonto ein. Es spielt keine Rolle, ob die Überweisung nur 10 Dollar pro Monat beträgt. Beginnen Sie einfach. Es setzt etwas Magisches in Gang, wenn wir uns vorwärtsbe-

Das Ziel ist es, sich weiterzuentwickeln. Das Offenlegen von finanziellem Missbrauch oder Missmanagement dauert bei den meisten sehr lange. Wichtig ist es, dass man anfängt und sich langsam dorthin bewegt, wo man sein möchte.

wegen. Es entsteht eine Dynamik und gute Dinge geschehen. Sie haben angefangen in Aktion zu treten und Sie schreiten voran! Das ist aufregend.

Wiederherstellung der körperlichen Gesundheit: Erhalt eines konstanten Energielevels, Verringerung von körperlichen Schmerzen und anderen Beschwerden

Es gibt biologische Veränderungen, wenn man von einem psychisch missbräuchlichen Umfeld betroffen ist. Diese Veränderungen haben einen immensen Einfluss auf das gesamte körperliche Wohlbefinden des Überlebenden. Der Körper kann nur ein begrenztes Maß an Stress aushalten, bevor er als Reaktion auf den Missbrauch seine Belastbarkeit herunterfährt. Dies ist der Fall, wenn der „ungeschützte Kontakt" (Kontakt vor dem Heilungsprozess) mit einer toxischen Person beginnt, den Überlebenden buchstäblich zu zerstören. Ich nenne es ungeschützten Kontakt, weil der Überlebende über keine Rüstung verfügte, die ihn hätte schützen können. Er war außerordentlich gefährdet und eine offene Zielscheibe für Verletzungen. Durch das Ausgeliefertsein kann die gesamte negative Energie den Überlebenden beschädigen. Es sollte als ernsthafter Warnhinweis verstanden werden, wenn die Beziehung die Gesundheit des Überlebenden zu beeinträchtigen beginnt. Viele Menschen haben mit Autoimmunerkrankungen, Essstörungen, chronischen Entzündungen und einer ganzen Reihe anderer körperlicher Ausprägungen des Missbrauchs zu kämpfen. Damit die Stufe der *Erneuerung* für die Überlebenden wirken kann, müssen sie sich dem Schaden, der ihnen zugefügt wurde, ehrlich stellen. Wir können uns nicht von etwas erholen, das wir nicht bereit sind als Problem anzuerkennen. Inwieweit hat der Missbrauch Ihre eigene Gesundheit beeinträchtigt? Die Heilungsphase ist ein guter Zeitpunkt, um eine vollständige körperliche Untersuchung durchführen sowie ein umfassendes Blutbild erstellen zu lassen. Wenn Klienten in meine Praxis kommen und mit depressiven Symptomen zu kämpfen haben, frage ich immer, ob sie kürzlich bei einem Arzt waren. Falls nicht, ermutige ich sie, sich sofort darum zu kümmern. Schilddrüsen-Probleme können Symptome zeigen, die auch bei Depressionen auftreten. Es kann nicht unsere Absicht sein, körperliche Erkrankungen durch psychische Gesundheitsmaßnahmen zu behandeln und umgekehrt. Wenn keine medizinischen Bedenken vorliegen, wissen wir, welche spezifische Arbeit geleistet werden muss, um von psychischer Gewalt zu heilen.

Symptome von Entzündungskrankheiten, wie z. B. Fibromyalgie, sind bei den Überlebenden weit verbreitet. Entzündungen entstehen, wenn das Immunsystem sich gegen den Körper wendet. Dies ist natürlich eine nicht medizinisch fundierte Beschreibung. Wenn Sie unter chronischen Schmerzen, Verdauungsproblemen, Migräne oder anderen körperlichen Symptomen leiden, sollten Sie auf sich achten. Wenn Sie wie ich kein großer Fan der westlichen Medizin sind, vereinbaren Sie einen Termin mit jemandem aus dem Gesundheitswesen, der zu Ihrer Haltung bei gesundheitlichen Fragen passt. Ich kenne viele Überlebende, die wunderbare Erfahrungen mit Akupunktur, chiropraktischer Betreuung und Massagetherapie bei der Heilung nach einem Missbrauch gemacht haben.

Ich bin ein großer Befürworter von regelmäßiger Bewegung, was nicht täglich zwei Stunden mit einem Trainer bedeuten muss. Eigentlich ist es besser, wenn das Training nicht so intensiv ist. Welcher Überlebende, der sich am Anfang des Heilungsprozesses befindet, hat genug Energie für ein zweistündiges tägliches Training? Niemand, den ich kenne. In der frühen Phase der Heilung ist körperliches Training am besten, wenn es nicht auslaugt, sondern den Körper in Bewegung und die Gehirnfunktionen ins Fließen bringt. Erwägen Sie eine kürzere Übungszeit, z. B. zwanzig Minuten. Der Grund, warum ein hartes Training am Anfang nicht hilfreich ist, liegt darin, dass die meisten Überlebenden von psychischer Gewalt emotional und körperlich mehr als ausgelaugt sind. Eine Person beschrieb die körperliche Verfassung so, als hätte die gesamte Energie den Körper still und leise über die Fußsohlen verlassen. Niemand konnte es sehen, aber sie fühlten sich trotzdem vollständig entleert. Zu Beginn der Heilung ist nicht viel übrig im Energietank. Erschöpfung beschreibt das Gefühl nicht einmal ansatzweise.

Ich persönlich liebe Hot Yoga (aber nicht diese wirklich heiße, strenge Art). Ich spreche von der gemäßigteren Art des „Dehnens und Atmens“. Manche Menschen schwimmen gerne. Andere zieht es nach draußen und sie laufen ein paar Meilen. Was auch immer Sie tun wollen,

Aktivitäten, die die wenigen Reserven eines Überlebenden beanspruchen, sind kontraproduktiv, wenn es darum geht, den Einzelnen schließlich mit einem normalen Maß an Lebendigkeit zu füllen.

machen Sie es so konsequent wie möglich. Erkundigen Sie sich bei Ihrem medizinischen Betreuer, um sicherzustellen, dass es für Sie keine speziellen Einschränkungen gibt. Wenn Sie derzeit nicht trainieren, setzen Sie sich zum Ziel, einmal in dieser Woche etwas zu tun. Das ist alles. Nur einmal, und nächste Woche versuchen Sie es zweimal. In der darauffolgenden Woche dreimal. Bleiben Sie bei dreimal pro Woche, bis sich Ihr Energielevel konstant bei dem eingependelt hat, was Sie als gesund und normal betrachten. Ein Überlebender kann im Fitnessstudio nicht mehr leisten als das, was sich in seinem Energiereservoir befindet. Andernfalls verbrauchen Sie noch die wenigen Reserven, die sich gerade aufbauen. Darüber hinaus kann die Wirkung auf die Hirnfunktion bei geringer bis mittlerer Belastung manchmal den entscheidenden Unterschied ausmachen, ob eine Anti-Angst- bzw. eine Anti-Depressionsmedikation notwendig ist oder nicht. Medikamente sind für viele Menschen eine wertvolle Hilfe, und genau dafür sind sie auch gedacht. Wenn Sie durch körperliches Training den für Sie wichtigen emotionalen Auftrieb bekommen, umso besser. Abhängig von der Intensität des Missbrauchs benötigen die Überlebenden häufig eine Kombination von Behandlungen, damit sie sich wieder wohlfühlen. Das ist eine großartige Möglichkeit für eine bestimmte Zeit.

Wiederherstellung des emotionalen Wohlbefindens: frei – oder auf einem deutlich reduzierten Niveau – von Angst, Sorgen und Depressionen leben

Eine Zielperson von psychischer Gewalt sollte vorsichtig sein, wenn sie zuvor mit depressiven Symptomen zu tun hatte. Warum? Die Adrenalinschübe, die durch eine toxische Beziehung entstehen, können vorübergehend depressive, schlechte Stimmungen überdecken. Wie kann dies geschehen? Wenn ein Missbraucher Love Bombing einsetzt oder andere Formen von emotionalem Chaos verursacht, steigt die Energie eines Überlebenden mit dem Anstieg des Adrenalinspiegels. Dies schafft unweigerlich eine biochemische Abhängigkeit von der toxischen Beziehung, da sie den Überlebenden aus der schlechten Stimmung herausholt. Der Sturz von einem durch Missbrauch verursachten Hoch ist jedoch immer viel geringer als vom Überlebenden erwartet. Deshalb ist die *Erneuerungs*-Phase der Genesung entscheidend für das emotionale Wohlbefinden des Überlebenden. Der Körper muss sich neu ausrichten, und das kann ein langsamer Prozess sein. Sie wünschen sich sicher, dass ich Ihnen eine Zauberformel gebe, um dies schneller zu bewältigen. Ich verspreche Ihnen, ich würde sie gerne mit Ihnen teilen, wenn ich eine hätte. „Einen Fuß vor den anderen setzen" ist der sicherste Weg, den ich kenne, um aus der durch den psychischen Missbrauch erzeugten Verwirrtheit herauszukommen.

Im weiteren Verlauf des Heilungsprozesses findet der Einzelne sehr persönliche Wege, um seine emotionale Gesundheit zu stärken. Der Schlüssel zu diesem Abschnitt der *Erneuerungs*-Phase besteht darin, das für einen selbst Passendste zu finden. Was hat in der Vergangenheit geholfen, um sich im breiten Emotionsspektrum des Alltags zurechtzufinden? Tun, was funktioniert, und vermeiden, was nicht funktioniert. Ich weiß, das klingt lächerlich einfach, aber ich bin schockiert, wie oft wir alle immer wieder Dinge tun, die unser Leben nicht bereichern. Wir setzen den Autopiloten und verharren im Teufelskreis, umrunden den – bildlich gesprochen – beständig gleichen Berg, gehen in Wirklichkeit aber nirgendwohin. Diese Stufe ist nicht die Zeit für wiederkehrende Gewohnheiten, die nicht zur Verbesserung unseres Lebens beitragen.

Die Wiederherstellung des Seelenfriedens ist sehr individuell. Sie müssen mehr Zeit darauf verwenden herauszufinden, wie dies speziell für Sie gelingen kann. Werden Sie in der Lage sein, Freude an Dingen zu finden, die Sie vorher nicht empfunden haben? Vielleicht stellen Sie fest, dass Ihr Lachen viel authentischer und kraftvoller ist. Vielleicht mischt sich die tiefe Dunkelheit, die während der *Phase der Verzweiflung* herrschte, nun mit funkelnden Momenten der Freude. Die *Erneuerung* der emotionalen Gesundheit wird in frischen Schüben erfolgen. Wenn sie gepflegt wird, wird es mehr gute als schwere, Seelen zerstörende Tage geben. Die *Erneuerung* ist eine wunderbare Etappe für die Überlebenden.

Ersatz von materiellen Gegenständen, die während des Missbrauchs zerstört oder gestohlen wurden

Ich möchte in diesem Buch noch persönlich auf meinen Weg als Überlebende eingehen. Oh, vielleicht dachten Sie, ich sei nur eine Therapeutin, die sich auf das Thema psychische Gewalt spezialisiert hat? Nein, ich sitze im selben Boot wie Sie. Ich habe „Meine Geschichte" auf meiner Website (www.shannonthomas.com; in englischer Sprache; Anm. d. V.)

veröffentlicht. Sie können sie dort gerne nachlesen. Im Moment möchte ich nur über meine Erfahrungen mit der Wiederherstellung von zerstörten materiellen Gegenständen sprechen.

Ich war elf Jahre alt, als mein geliebter Vater bei einem Hauseinbruch in unserem Haus gewaltsam getötet wurde. Das ist eine lange Geschichte und vielleicht werde ich die Einzelheiten eines Tages in einem anderen Buch erzählen. Für heute möchte ich nur sagen, dass mein Leben nach dem Tod meines Vaters nicht sehr schön war. Das ist eine unglaubliche Untertreibung, aber die Details sind für den Moment nicht wichtig. Ich bin Einzelkind und nach dem Tod meines Vaters in der Obhut meiner Mutter geblieben. Sie kämpfte mit heftigen Symptomen einer Persönlichkeitsstörung und hatte massive Drogenprobleme. Sie starb 2004. Zu diesem Zeitpunkt hatte ich mich schon viele Jahre zuvor von ihr entfremdet. Es war tatsächlich so, dass ich erst von ihrem Tod erfuhr, als die Polizei sich mit mir in Verbindung setzte, denn ich lebte mehrere Staaten entfernt von der Region, in der sie wohnte. Die Umsetzung von Kein-Kontakt zu meiner Mutter war für mich die einzige Möglichkeit, auch nur im

Irgendwann in meinen späten Zwanzigern wurde mir eine einstweilige Verfügung gewährt, um mich vor ihr in Sicherheit zu bringen. Sie können sich vorstellen, dass die Räder des mütterlichen Karrens durchdrehten, als ihre eigene erwachsene Tochter ein dreijähriges Kontaktverbot erwirkte.

Geringsten von dem überwältigenden Maß an ständigem Chaos zu gesunden, das sie überall produzierte. Ich schlief etwas besser, als die Schutzmaßnahme in Kraft war, aber ich hatte jahrelang immer ein Pfefferspray dabei und einsatzbereit, wenn ich die Außentreppe zu meiner Wohnung hinaufging. Sie war gewalttätig und die örtlichen Strafverfolgungsbehörden hielten es angesichts der ungeklärten Todesumstände meines Vaters Jahrzehnte zuvor für notwendig, mich hinsichtlich meiner eigenen Sicherheit zu beraten.

Mein Vater war an einer Highschool Cross-Country- und Leichtathletiktrainer. Ich bin mit einer Stoppuhr in der Hand aufgewachsen und habe die Zeit von Schülerläufen gemessen, wenn sie in den zahlreichen Schulmannschaften meines Vaters trainierten. Er wurde in mehreren Distrikten als „Trainer des Jahres" ausgezeichnet und das Laufen gehört zu meinen besten Kindheitserinnerungen. Ich war auch Langstreckenläuferin. Vor seinem Tod hatte ich die Gelegenheit, an einem regionalen Qualifikationsturnier für die Olympischen Jugendspiele teilzunehmen. Ich erinnere mich daran, dass ich mich auf der Laufstrecke verlaufen habe. Ich glaube, dass ich bei diesem Wettkampf den letzten Platz belegt habe, aber mein Vater war sehr großzügig und stets ein positiver Trainer. Für meine Bemühungen, mich für den Cross-Country-Wettkampf zu qualifizieren, wurde mir eine Medaille verliehen. Es war eine Medaille der Olympischen Jugendspiele, die ich sehr geschätzt habe. Ich bewahrte sie in der Plastikschachtel auf, in der sie geliefert wurde, und zeigte sie jahrelang jedem, der mich besuchte. Nach dem Tod meines Vaters wurde diese Medaille für mich noch wichtiger.

Ich will Sie hier nicht mit zu vielen Details langweilen, aber das Leben mit meiner Mutter war hart. Wirklich schrecklich. Ich glaube, wir sind in 14 Jahren 16 Mal umgezogen, oder ähnlich oft. Bei jedem Umzug habe ich meine Sachen immer selbst gepackt und die olympische Medaille bei jedem Wechsel bei mir aufbewahrt. Ich wollte sie nicht verlieren. Jetzt, als Erwachsene, habe ich diese Medaille nicht mehr, weil meine Mutter sie ein oder zwei Jahre nach dem Tod meines Vaters und während einer einem Wutanfälle die Toilette hinuntergespült hat, um mich emotional zu verletzen. Ich bin mir nicht einmal sicher, wie die Medaille es mit ihrem Gewicht durch die Rohrleitungen unseres Hauses geschafft hat, aber ich habe immer noch vor Augen, wie sie mein Zimmer durchwühlte, die Medaille aus meinem Regal riss und in einem gestörten Wutanfall aus meinem Zimmer raste. Das Nächste was ich hörte, war die Toilettenspülung. Ich rannte ins Badezimmer und sie schrie mir entgegen, dass die Medaille weg sei. Weg?! Ich war am Boden zerstört. Im Laufe der Jahre wurde der größte Teil meines Besitzes durch ihre unkontrollierten, missbräuchlichen Hände zerstört. Diese Hände haben nach dem Tod meines Vaters in meinem Leben viel Schaden angerichtet.

Zurück zum Erwachsenenleben: Ich laufe immer noch gerne, und raten Sie mal, welche Strecken? Bei vielen der 5-km-, 10-km- und längeren Läufen werden auch Medaillen für die Teilnahme verliehen. Wenn ich heute in meinen Vierzigern an einem Lauf teilnehme, ist diese glänzende Medaille am Ende des Rennens oft meine einzige Motivation, bis ins Ziel zu laufen! 2010 lief ich einen Halbmarathon und die Medaille, die ich an diesem Tag erhielt, gehört zu meinen liebsten Besitztümern. Ich bin sicher, Sie verstehen, welche Bedeutung sie für mich hat. Doch die Geschichte hat noch mehr zu bieten. In den Jahren nach dem Tod meines Vaters war Essen für mich eine sichere Zuflucht geworden. Seit meinen Zwanzigern habe ich über 50 Kilo verloren. Der langsame Gewichtsverlust über viele Jahre hinweg wurde davon gekrönt, dass ich einen Halbmarathon beendete und die Teilnahmemedaille erhielt. Sie steht für stundenlanges Training und das Aushalten von starken Ängsten. Bei diesem langen Rennen musste ich mich vielen alten Dämonen stellen. Ich habe mich ihnen nicht nur gestellt, sondern habe sie auch besiegt.

Heute befindet sich diese Halbmarathon-Medaille in einem Schaukasten mit meiner Startnummer dahinter und hängt an der Wand meines friedlichen, ruhigen Zuhauses. Niemand wird sie zerstören. Sie wird nicht von der Wand gerissen und die Toilette hinuntergespült. Ich kann mich daran erfreuen und sie liebevoll anschauen. So funktioniert Wiederherstellung im Heilungsprozess von psychischer Gewalt. Ich werde die Medaille aus meiner Kindheit und alles, was sie mir bedeutet hat, nie mehr zurückbekommen, aber ich kann sie durch neue Rennen und neue Erinnerungen ersetzen. Eine unglaublich schöne Nebenbemerkung: Mein Sohn läuft auch. Jetzt laufen wir gemeinsam die 5-km-Ren-

Wann immer wir uns unseren alten Verletzungen stellen, ist die Angst da und flüstert uns all die Gründe zu, warum wir es nicht einmal versuchen sollten.

nen und sammeln unsere Medaillen als Mutter und Kind. Aufgrund der Arbeit, die ich während meiner eigenen Genesung geleistet habe, wird mein geliebtes Kind es niemals ertragen müssen, dass eine hart erarbeitete Rennmedaille heruntergespült wird. Stattdessen schaffen wir wunderbare Erinnerungen, die ein Teil der Wiedergutmachung dessen sind, was mir ein missbrauchender Mensch früher in meinem Leben angetan hat.

Welche materiellen Dinge müssen für Sie wiederhergestellt und wiedergutgemacht werden? Hatten Sie ein geliebtes Haustier, von dem Ihr Missbraucher verlangt hat, dass sie es weggeben? Hatten Sie einen ausgeprägten Sinn für Mode, bei dem Ihr Täter Sie gezwungen hat, ihn zu ändern, woran Sie jedes Mal erinnert werden, wenn Sie in Ihren Schrank schauen? Hatten Sie einmal ein Kunstwerk, das Ihnen etwas bedeutet hat? Bitte wählen Sie ein oder zwei Dinge, die für Sie wichtig waren und während der Zeit des Missbrauchs verloren gingen. Machen Sie sich einen Plan, wie Sie den Verlust dieser Gegenstände wiedergutmachen können und wie Ihnen das ein Lächeln ins Gesicht zaubert. Vertrauen Sie mir, wenn ich Ihnen sage, dass es einen Unterschied im Heilungsprozess macht.

Werden Sie in der Lage sein, alle Dinge wiederherzustellen? Leider nicht. Es wird ein paar Dinge, Erinnerungen oder Zeiten geben, die wir nie mehr zurückbekommen werden. Ich habe mein ganzes Erwachsenenleben ohne Ersatzeltern gelebt. Es gab Mentoren und ältere Freunde, die ein Stück meines Lebensweges mit mir gegangen sind, und ich auf ihrem, aber keiner blieb für längere Zeit.

In* Stufe Fünf: Erneuerung *geht es darum, Maßnahmen zu ergreifen, die in unserer Macht stehen, um das wiederherzustellen, was unsere Missbraucher uns genommen haben.

Ich habe immer gebetet und mich danach gesehnt, dass eine Mutter- oder Vaterfigur in mein Leben tritt und die sehr tiefen Lücken füllt, die zurückgeblieben waren. Da ich jetzt Mitte vierzig bin, sehne ich mich nicht mehr so sehr nach diesen Beziehungen wie vor ein oder zwei Jahrzehnten. Ich bin sicher, dass Ihnen etwas einfällt, von dem Sie sich wünschen, dass Sie es wiederherstellen könnten, aber es ist noch nicht in Erfüllung gegangen. Vielleicht verlangt das Leben von Ihnen, dass Sie ohne einige Dinge auskommen müssen, und dann kommt die Trauer. Es gibt Verluste, an denen wir nichts ändern können, und das ist eine harte Realität, die wir auf unserem Weg durch die Stufen der Heilung akzeptieren müssen.

STUFE SECHS: STABILISIERUNG

Nachdem ein Überlebender psychischer Gewalt seine Verzweiflung erkannt hat (Stufe Eins), sich über die Besonderheiten der psychischen Gewalt informiert hat (Stufe Zwei), und in der Phase des Erwachens eine Heilung für möglich erachtet hat (Stufe Drei), Grenzen gesetzt hat (Stufe Vier) und die Wiederherstellung von Verlusten, die während des Missbrauchs erfolgt sind, erlebt hat (Stufe Fünf), ist die letzte Stufe der Genesung von psychischer Gewalt die Stabilisierung. Während dieser sechsten und letzten Stufe kehren die Überlebenden oft bereitwillig zu früheren Stufen zurück und erlangen tiefere Ebenen der Heilung. In der Stufe der Stabilisierung geht es auch darum, dass sie in der Lage sind, gesunde Beziehungen zu erleben und toxische Personen schneller als zuvor zu identifizieren. In dieser Phase genießt ein Überlebender sein wiederhergestelltes Leben in vollen Zügen mit der Zuversicht und der Fähigkeit, sich vor zukünftigem Missbrauch zu schützen.

Willkommen auf der letzten Stufe der Heilung! Bedeutet das, dass Sie nun nie mehr mit posttraumatischen Stresssymptomen zu kämpfen haben, nie mehr an den Tä-

Sie haben es bis zu einem sehr hohen Gipfel geschafft, also machen Sie langsam, damit Sie die Aussicht genießen können.

ter denken und immer jubilierend durch die Gegend laufen werden? Nein, natürlich nicht. Die Luft ist hier frischer und Ihre Sinne sind geschärft. Das ist der Moment auf dem Weg der Heilung von psychischer Gewalt, an dem die Hingabe an ein gesundes Leben zur neuen Norm wird. Wenn Sie diesen Heilungsweg hinter sich gebracht und darum gekämpft haben, Frieden zu finden, werden Sie weniger wahrscheinlich freiwillig zu den Abgründen der Verzweiflung zurückkehren. Ich habe ein Zitat gesehen, das besagt: „Wenn wir wissen, was uns glücklich macht, werden wir nicht zulassen, mit jemandem zusammen zu sein, der uns unglücklich macht." Das ist die Wahrheit.

Auf dieser Stufe des Heilungsprozesses werden einige Überlebende beschuldigt, zu rigide oder zu sehr auf der Hut zu sein. Im Allgemeinen glaube ich nicht, dass das zutrifft. Überlebende, die sich durch unwegsames Gelände gekämpft haben, um den Berggipfel zu erreichen, sind wählerisch geworden, wen sie in ihrer Nähe haben wollen. Nicht alle Menschen, denen wir begegnen, sind es wert, in unseren engsten Kreis aufgenommen zu werden. Überlebende haben viel zu hart daran gearbeitet, sich ein sauberes Leben zu schaffen, um dann schädlichen Menschen zu erlauben, in ihrer Nähe zu sein. Diese beiden Welten passen nicht zusammen. Ein Individuum muss nicht einmal „toxisch" sein, um keinen Platz in Ihrem Leben zu verdienen. Der Zugang zu Ihnen ist ein Geschenk. Die Möglichkeit, Sie anzurufen, Ihnen zu simsen, Ihnen E-Mails zu schicken, Sie zu treffen, zu Ihnen nach Hause zu kommen und grundsätzlich Raum in Ihrem Leben einzunehmen, muss man sich verdienen und wird nicht einfach gewährt. Zumindest sollte es so sein. Es steht Ihnen frei, nach Belieben auszuwählen.

Der psychische Missbraucher hat – bildlich gesprochen – die Tür Ihres Lebens eingetreten und anschließend in seiner Wut den heiligen Bereich Ihres Zuhauses beschädigt. Als der zerstörerische Orkan vorbei war, waren Sie mit der Aufgabe beschäftigt, die Trümmer zu beseitigen. Sie haben die Wände frisch gestrichen, neue Möbel gekauft und Bilder aufgehängt. Jetzt ist es ein sicherer Raum und Sie fühlen sich glücklich damit. Sagen Sie mir, warum sollten Sie jemandem mit einem Hang zur Zerstörung Zugang zu Ihrem Zuhause gewähren? Das würden Sie nicht tun. Sie sollten Ihre Heilung bewahren und genießen. So sollten die Überlebenden, die die sechs Stufen der Genesung durchlaufen haben, ihr Leben führen, unabhängig davon, ob sie einen Distanzierten oder keinen Kontakt haben. Ein aufgeklärter Überlebender kann und wird sich vor zukünftigem Missbrauch schützen. Woher ich das weiß? Weil ich es immer und immer wieder beobachte. Ob es einfach ist? Ganz und gar nicht. Gerät das Leben manchmal durcheinander und muss wieder aufgeräumt werden? Sicher. Das ist etwas völlig anderes, als wenn man einen Tornado in menschlicher Gestalt wieder durch sein Leben wüten lässt.

Welche Fähigkeiten sind erforderlich, um auf dieser letzten Stufe der Heilung weiterzumachen? Es ist entscheidend, dass alle Überlebenden lernen, ihre Überzeugungen nicht zu verlieren und sich von den Denkmustern lösen, die sie in alte Gewohnheiten zurückziehen. Einer der häufigsten Abläufe, wie Überlebende ihre Stabilität in dieser Phase sabotieren, besteht darin, dass sie sich erlauben, ihre Gedanken auf die flüchtigen positiven Momente der Beziehung zu richten. Oft kehrt ein Überlebender in seiner Erinnerung zu dem zurück, was einmal war, aber schon lange nicht mehr existiert. Damit die Heilung nachhaltig ist, muss eine ausgewogene Sichtweise der Beziehung aufrechterhalten werden. Es geht nicht darum, an den Verletzungen festzuhalten, sondern zu verhindern, dass durch Zeit oder Distanz die Wahrheit über den Missbrauch verzerrt wird.

Wenn Sie einen Distanzierten Kontakt realisiert haben, kann die letzte Stufe der Heilung schwierig sein, weil toxische Menschen nicht jeden Tag toxisch sind. Sie haben auch ihre guten Momente und das kann für einen Überlebenden verwirrend sein. Denken Sie daran, dass eine toxische Person, egal wie positiv sie sich für eine kurze Zeit verhalten mag, immer zu ihrem ursprünglichen missbräuchlichen Verhalten zurückkehren wird. Ein Beispiel? Ein psychischer Missbraucher mag sich eine Zeit lang – aus eigenem Interesse – etwas netter gegenüber seinen Mitmenschen verhalten. Diese Veränderung geschieht oft, nachdem er bei einer Lüge oder der offensichtlichen Verletzung eines anderen ertappt wurde. Wie lange diese Haltung, in Ungnade gefallen zu sein, andauert, hängt von der jeweiligen toxischen Person ab. Letztendlich werden sie wieder zu ihrer normalen missbräuchlichen Haltung zurückkehren. Bei denjenigen, die sich in einem Distanzierten Kontakt befinden, gehört zur Stabilisierung, dass sie den Weg, den sie hinter sich gebracht haben, um Heilung zu finden, nie vergessen und diese schützen. Die Qualität Ihres Lebens hängt von Ihrem Bemühen ab, sich für Ihre Heilung einzusetzen.

Kein-Kontakt erlaubt es den Überlebenden, sich von einem bestimmten Täter fernzuhalten, aber das bedeutet nicht automatisch, dass Sie vor zukünftigen Tätern sicher sind. Halten Sie Ihr Instrumentarium immer bereit, um Menschen und Situationen einzuschätzen, Grenzen zu ziehen und den Kontakt mit verdächtigen Tätern abzubrechen. Die Stabilisierung kann kompliziert sein, wenn man Kein-Kontakt gewählt hat, da der fehlende Kontakt manchmal vonseiten des Täters durch Verstoße herbeigeführt wurde. Wenn dies geschehen ist, müssen die Überlebenden die Fähigkeit erwerben, sich von zukünftigen Tätern fernzuhalten. Ohne die Fähigkeit, die inneren emotionalen Muskeln zu trainieren, um ein schädliches Umfeld bewusst zu verlassen, sind die Überlebenden anfällig dafür, in Zukunft in eine co-abhängige Falle zu geraten. Die Fähigkeit, „Nicht mehr" zu sagen und sich anschließend aus dem Umfeld zu entfernen, ist Grundvoraussetzung für ein von psychischer Gewalt geheiltes Leben.

Eine wesentliche Komponente in der Phase der Stabilisierung ist die Erkenntnis, dass man ein neuer Mensch geworden ist. Sie haben sich entwickelt, sich verändert und sind eine verbesserte Version Ihrer selbst geworden. Ich hoffe, dass sich diese Entwicklungskurve eines gesunden Lebens nach oben fortsetzt. Es ist wichtig, dass Sie selbst Ihre Neuartigkeit erkennen, die Sie nun ausmacht. Wenn

Es hat traurige Konsequenzen, wenn wir nicht erkennen, dass unser altes Selbst verschwunden ist. Die Unsicherheit wird uns dazu treiben, glückliche, erfolgreiche Menschen von uns zu stoßen, weil wir glauben, dass wir ihre Aufmerksamkeit nicht verdienen. Unsere inneren Stimmen und unser Selbstwertgefühl werden mitbestimmen, welche Art von Menschen wir in unser Leben lassen – oder ablehnen.

wir glauben, dass uns Dinge wie echte Liebe, Seelenfrieden und Hoffnung nicht zustehen, werden wir uns unbewusst selbst sabotieren und uns wundern, warum es sie nicht in unserem Leben gibt. Wir werden ziellos und werden weiterhin von derselben Art von schädlichen Menschen angezogen. Stattdessen müssen wir vollends erkennen, dass wir andere und bessere Menschen geworden sind. Eine neue Gruppe von Menschen wird sich ebenfalls zu uns hingezogen fühlen.

So habe ich zum Beispiel jahrelang, nachdem ich erheblich an Gewicht verloren hatte, immer wieder Kleidung in der falschen Größe gekauft. Eine enge Freundin machte mich sanft darauf aufmerksam und sagte, dass meine Kleidung zu groß sei. Sie ermutigte mich nachdrücklich, mit ihr ins Geschäft zu gehen und das anzuprobieren, was ihrer Meinung nach die richtige Größe war. Diese Freundin hatte viele Jahre im Mode-Einzelhandel gearbeitet, daher wusste sie, dass sie mit ihrer Einschätzung, dass ich in einem alten Denkmuster feststecke, richtig lag.

Sehr zu meiner Überraschung passte ich in eine zwei Größen kleinere Hose. Ich war buchstäblich schockiert. Aufgrund meiner Vergangenheit sah ich mich selbst nicht in meinem neuen Körper, aber meine Freundin sah mich. Ich möchte Ihnen an dieser Stelle deutlich machen, dass Sie, nachdem Sie die sechs Stufen der Heilung durchlaufen haben, nicht mehr in die alte Gruppe von Menschen „passen", wie Sie es einst taten. Das ist eine gute Sache. Lassen Sie bessere Menschen in Ihr Leben treten. Sie haben harte Arbeit geleistet, um Gleichgesinnte anzuziehen, die Ihrem neuen Ich ähnlich sind.

Da wir nun zum Ende unserer gemeinsamen Zeit kommen, ist Folgendes eine großartige Übung für Ihr Tagebuch: Stellen Sie sich die Frage „Was ist für mich ein qualitativ hochwertiges Leben?" Bei dieser Frage geht es nicht darum, wie Ihr Leben nach Meinung anderer Menschen aussehen sollte oder auf welche Weise Sie versuchen sollten, mit dem Leben anderer Schritt zu halten. Dies ist eine zutiefst persönliche und individuelle Frage. Oftmals beschreiben Leute ein Leben, das in Hinblick auf ihre früheren Erfahrungen eine erlösende Funktion hat. Ein Beispiel? Für einen erwachsenen Überlebenden von Missbrauch im Kindesalter könnte ein qualitativ hochwertiges Leben auch eine Erziehung bedeuten, die die Familientradition des Missbrauchs aufbricht. Für eine andere Person kann die finanzielle Absicherung eine Rolle spielen, weil dieses Ziel vorher nicht erreicht wurde. Seien Sie bei der Beantwortung der Frage so spezifisch und detailliert wie möglich. Diese Übung sollte als ein Mittel der Hoffnung und vielleicht auch der Dankbarkeit dienen für das, was in Ihrem Leben bereits vorhanden ist.

Ich danke Ihnen, dass Sie diese Zeit mit mir verbracht haben und wir gemeinsam durch die verschiedenen Stufen gegangen sind. Ich weiß, dass ich nicht jeden Aspekt der Heilung von psychischer Gewalt behandelt habe. Es wäre nahezu unmöglich, das in einem einzigen Buch zu tun. Bitte werfen Sie einen Blick auf den Abschnitt *Quellen* am Ende dieses Buches. Es gibt einige großartige Menschen, von deren Arbeit Sie profitieren können und die mich persönlich auch weiterbringen. Vielleicht nehmen Sie sich auch die Zeit, um die Fragen zu den *Persönlichen Reflexionen* am Ende dieses Buches zu beantworten. Sie werden Ihnen als Verstärkung dienen und Ihnen helfen, alle Stufen, die wir gemeinsam durchlaufen haben, zu individualisieren. Wenn Sie sich für einen lokalen Lesekreis zu diesem Buch interessieren, finden Sie Hinweise unter www.healingfromhiddenabuse.com. Vielleicht haben Sie Lust, selbst zu einem Lesekreis einzuladen und ihn zu leiten.

Ich hoffe, dass Sie bei Bedarf zu diesem Buch zurückkehren werden, und jedes Mal, wenn Sie das tun, bete ich für Sie, dass ein neues gutes Gefühl Ihre Heilung bereichert. Denken Sie immer daran, dass es nicht Ihre Schuld war, Ziel psychischer Gewalt zu werden. Sie haben den Täter nicht in Ihr Leben gezogen. Sie wollten nicht, was Ihnen angetan wurde. Jetzt ist es an der Zeit, das Gelernte umzusetzen, Ihre persönliche Heilung aufrechtzuerhalten und anderen Menschen zu helfen, die das Wissen brauchen, das Sie jetzt tief in sich tragen.

Träumen Sie weiter große Träume!

Shannon

AN FAMILIE UND FREUNDE: DER IHNEN NAHE STEHENDE IST NICHT VERRÜCKT

Ich habe diesen Blogeintrag ursprünglich 2015 geschrieben. Ich freue mich, dass er auf meiner Website gut ankommt. Ich möchte ihn hier veröffentlichen, falls Sie Familienmitglieder oder Freunde haben, die vielleicht nicht das ganze Buch (oder überhaupt ein Buch) lesen, aber eine schnelle Zusammenfassung brauchen, warum die Heilung von psychischer Gewalt oft ein langer Weg ist. Sie finden meinen Blogeintrag hier in seiner ganzen Länge. Die Rückmeldungen, die ich von Überlebenden, Familienmitgliedern und Freunden erhalten habe, haben mir gezeigt, dass der Eintrag eine positive Wirkung hatte. Ich hoffe, dass dies auch für diejenigen in Ihrem Leben gilt, die ihn lesen müssen.

Ein Brief an Familie und Freunde:

Familie & Freunde: Der Ihnen nahe Stehende ist nicht verrückt

Wenn Sie die Überschrift lesen, fragen Sie sich vielleicht, worum es in diesem Beitrag geht. Ich schreibe dies für die Familie und Freunde von Überlebenden psychischer Gewalt. Warum? Weil ich von vielen Überlebenden höre, dass es unglaublich schwer für sie ist, die Hinterhältigkeit des Missbrauchs zu beschreiben, den sie erlebt haben. Viele Familienangehörige und Freunde wissen einfach nicht, wie sie ihren geliebten Menschen während des Heilungsprozesses unterstützen können. Es gibt so viel zu diesem Thema zu sagen, aber ich werde versuchen, nur die wichtigsten Dinge zu nennen.

Für diejenigen, die mich nicht kennen: Ich bin lizenzierte Supervisorin im Bereich der klinischen Sozialarbeit sowie Inhaberin und leitende Therapeutin einer Privatpraxis. Ein Bereich meiner Beratungsarbeit ist die Spezialisierung auf die Heilung von psychischer Gewalterfahrung durch einen Narzissten, Soziopathen oder Psychopathen (auch bekannt als toxische Person). Diese Beziehungen können entweder eine Liebesbeziehung, familiärer oder freundschaftlicher Natur sein oder sich in einem Arbeits- oder religiösen Umfeld abspielen. In diesem Kapitel werde ich mich auf die Heilung von einer missbräuchlichen Liebesbeziehung konzentrieren. Der Oktober ist der Monat, in dem öffentlich (in Amerika; Anm. d. V.) das Bewusstsein für häusliche Gewalt geschärft wird. Wenn jemand, der Ihnen nahesteht, eine Liebesbeziehung zu einer toxischen Person hatte, dann wurde er Opfer von Missbrauch. Ich weiß, das ist schwer zu verstehen, weil die Art von Missbrauch, die der Betroffene erlebt hat, keine sichtbaren blauen Flecken oder Knochenbrüche hinterlassen hat. Zurück blieb jedoch eine stark geschädigte Person, die sich sehr verändert hatte, seit sie die Beziehung zum Täter eingegangen war. Vielleicht haben Sie sogar Verhaltensweisen beobachtet, die Sie vorher niemals mit dieser Person in Verbindung gebracht hätten. Aufgrund ihrer Reaktionen auf den psychischen Missbrauch haben Sie sich vielleicht sogar die Frage gestellt, ob der Ihnen nahe Stehende seinen Halt im Leben verloren hat oder „verrückt" geworden ist. Aus irgendeinem Grund lieben es toxische Menschen, ihre Opfer zu beschuldigen, verrückt zu sein. Das höre ich immer wieder. Ich weiß nicht, warum die Täter sie genau so bezeichnen, aber Narzissten, Soziopathen und Psychopathen tun es bevorzugt.

Ich hoffe, dass ich Ihnen erklären kann, warum es für die Person, die Ihnen am Herzen liegt, nach der Trennung von einer toxischen Person einen Kampf bedeutet oder bedeutete, um wieder Stabilität im Leben zu finden. Beginnen wir mit den Grundlagen, warum es sich bei dieser Trennung nicht wie bei jeder anderen Beziehung verhält, die Ihr Angehöriger früher hatte oder die Sie vielleicht sogar selbst erlebt haben:

Es war alles Lüge

Der Ihnen nahe Stehende begegnete jemandem, in den er sich Hals über Kopf verliebte und mit dem er den Rest seines Lebens verbringen wollte. Der Ihnen nahe Stehende war authentisch in seinen Gefühlen für die andere Person, doch hatte er es mit einem Betrüger zu tun. Die andere Person gab nur vor, Gefühle für den Ihnen nahe Stehenden zu haben, und baute die gesamte „Beziehung" strategisch so auf, dass sie die eigenen missbräuchlichen Bedürfnisse befriedigte.

Toxische Menschen finden großen Gefallen daran, sich Macht über einen gesunden und glücklichen Menschen (den Ihnen nahe Stehenden zu erlangen und dessen Leben völlig zu ruinieren. Schwer vorstellbar, oder? Als Therapeutin kann ich Ihnen sagen, dass es zu 100 % zutrifft. Die Ihnen nahestehende Person mag versucht haben, Ihnen dies mitzuteilen, aber es war für Sie schwer zu glauben. Vielleicht haben Sie die toxische Person sogar gemocht. Raten Sie mal! Sie wurden auch betrogen. Die Familie und Freunde für sich zu vereinnahmen, ist Teil der inszenierten Zuneigung, die die toxische Person zum Ausdruck bringt. Der Täter macht dies, um Ihr Vertrauen zu gewinnen und den Eindruck zu erwecken, dass es sich bei ihm um einen guten, ehrlichen Menschen handelt. Welchen Vorteil haben diese Menschen davon? Wenn die Ihnen nahestehende Person zu Ihnen kommt und von all den schlimmen und schrecklichen Dingen erzählt, die ihr passiert sind, stellen Sie sie und ihre Perspektive infrage. Vielleicht haben Sie sich sogar unbewusst gegen die Ihnen nahestehende Person auf die Seite der toxischen Person geschlagen. Ein netter Schachzug des Täters. Das ist alles Teil des kalkulierten Versuchs, die Ihnen nahestehende Person und sogar deren Beziehung zu Ihnen zu zerstören. Ziemlich beängstigend, wenn Sie mich fragen.

Keine normale Trennung

Wenn Sie der Ihnen nahestehenden Person vorschlagen, sie solle sich wieder verabreden oder gar eine neue Beziehung eingehen, dann ist das in dieser Situation in keiner Weise hilfreich. Bitte äußern Sie gegenüber Ihrem Angehörigen nichts in dieser Richtung. Die Ihnen nahestehende Person ist noch nicht bereit und in der Lage, sich aus der Beziehung zu lösen, weil er im Moment nur noch eine menschliche Hülle ist. Die Trauer, die die Betroffenen in den Phasen der Trennung und der Heilung erleben, ist so komplex, dass sie nicht wissen, wo oben und unten ist. Die Überlebenden ertrinken buchstäblich in ihren Emotionen. Warum? Ist es, weil sie schwach sind und das Leben einfach nur in den Griff bekommen müssen? Nein. Ihre gesamte Persönlichkeit wurde systematisch zerlegt und durch Missbrauch ersetzt. Genau die Eigenschaften, die die Ihnen nahestehende Person ursprünglich ausgemacht haben und die der toxische Mensch anfangs als anziehend empfand, wurden dann zum Ziel der Zerstörung.

Das Selbstwertgefühl und die Identität der Ihnen nahestehenden Person wurden von einem meisterhaften Manipulator durcheinandergebracht. Wenn Ihr Computer zum Beispiel einen Virus bekäme, würden Sie dann erwarten, dass er weiterhin normal funktioniert? Warum kann das Ding nicht einfach so weiterarbeiten wie zuvor?! Nein, davon würden Sie nicht ausgehen. Sie würden merken, dass Ihr Computer von einem Schadprogramm infiziert wurde, welches das Betriebssystem übernommen hat. Genau das ist mit Ihrem Angehörigen passiert. Er wurde genau von dem Menschen zerrüttet, den er für sein Ein und Alles hielt. Seinen Fels in der Brandung, seinen Ansprechpartner, sein Glück auf ewig. Es wird eine gewisse Zeit dauern, bis der Ihnen nahe Stehende sich von dem Missbrauch deprogrammiert, so als würde er eine Sekte verlassen. Die gesamte Art und Weise, wie der Überlebende sich selbst und seine Umwelt betrachtet, muss aufgebrochen und wieder richtig zusammengesetzt werden. Einfach wieder rauszugehen und sich zu verabreden wird Ihrem Freund nicht helfen. Es kann seine Heilung sogar in vielerlei Hinsicht behindern.

Es dauert so lange, wie es dauert

Ich weiß, dass Sie Ihren geliebten Menschen so zurückhaben wollen, wie Sie sich erinnern, dass er vor der toxischen Beziehung war. Ich weiß, dass Sie manchmal einen Schimmer von ihm erkennen können und dann die Hoffnung aufkommt, dass dieser Albtraum schließlich für Sie alle vorbei sein wird. In Wirklichkeit entwickeln viele Überlebende von psychischer Gewalterfahrung eine posttraumatische Belastungsstörung (PTBS). Es gibt Auslöser, die massive Ängste hervorrufen. Bestimmte Zeiten des Jahres werden für die Betroffenen schwieriger sein als andere. Das ist normal. Traurig, aber normal. Warum verursacht der Missbrauch ein Trauma und braucht einen langen Heilungsprozess? Der Betroffene hat systematisch und wiederholt verdeckte psychische Gewalt erlebt. Die toxische Person legte es darauf an, Ihren geliebten Menschen zu zerstören. Egal, wie nett sie Ihnen erscheint, hören Sie sich an, was der Ihnen nahe

Stehende Ihnen über den wahren Charakter dieser Person erzählt. Hören Sie wirklich zu.

Informieren Sie sich über Begriffe wie Gaslighting, Schmierkampagnen, Triangulierung, fliegende Affen, Stufen der Idealisierung, Abwertung und Verstoß sowie Love Bombing. Tun Sie sich selbst und Ihren Liebsten einen großen Gefallen und lesen Sie das Buch *Psychopath Free* von Jackson MacKenzie (das Buch erscheint voraussichtlich im April 2021 in deutscher Sprache: „Keine Macht den Psychopathen. So befreien Sie sich von emotional traumatischen Beziehungen."; Anm. d. V.). Es ist aus der Perspektive eines Überlebenden geschrieben und wirklich ausgezeichnet. Der Ihnen nahestehende Mensch wird Sie vielleicht bitten, nicht nur diesen an Sie gerichteten Brief zu lesen, sondern das ganze Buch. Bitte zeigen Sie Ihre Unterstützung, indem Sie Zeit und Mühe investieren, um so viel wie möglich über die Lebenserfahrung des Ihnen nahe Stehenden zu lernen.

Schenken Sie Ihrem Angehörigen vor allem Glauben, wenn er sich Ihnen anvertraut und mitteilt, dass er missbraucht wurde. Vergeben Sie sich, dass Sie den Missbrauch nicht bemerkt haben. Schließen Sie sich mit dem Betroffenen zusammen, um nach vorne zu schauen. Die toxische Person wollte den Ihnen nahe Stehenden und alle seine Beziehungen zerstören. Lassen Sie diesen Plan bitte nicht aufgehen. Ich wünsche Ihnen alles Gute, wenn Sie Ihren Freund bei seiner Heilung unterstützen. Ich bin fest überzeugt, dass bessere Tage für Sie beide kommen werden.

ÜBER DIE AUTORIN

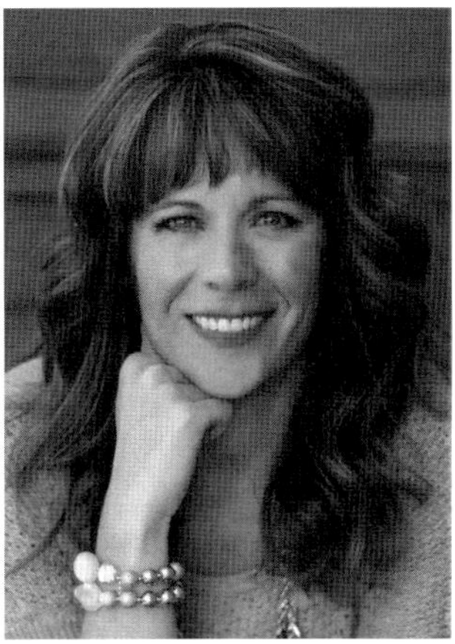

Shannon Thomas ist eine lizenzierte Supervisorin im Bereich der klinischen Sozialarbeit sowie Inhaberin und leitende Therapeutin des Southlake Christian Counseling (SCC) in Southlake, Texas.

Das SCC erhielt vom *Best of 2016: Living Magazine* die Auszeichnung für die „Beste Beratungspraxis“ in der Northeast Tarrant County-Region des Dallas-Fort-Worth-Metroplex.

Shannon Thomas ist als Fachlehrerin für die Studenten tätig und beratendes Mitglied des Fachbereichs für Sozialarbeit an der Texas Christian University (TCU). Ihr gefällt die Aufgabe, die nächste Generation von Sozialarbeitern und Therapeuten zu betreuen.

Ihre Leidenschaft ist es, Menschen bei der Bewältigung der Herausforderungen ihres Lebens zu unterstützen und zu erleben, wie ihre Klienten lernen, ihr volles Potenzial auszuschöpfen. Die Lebensgeschichte von Shannon Thomas beinhaltet die persönliche Erfahrung der Heilung in verschiedenen Bereichen ihres Lebens. Sie übt ihre Beratungsarbeit aus der Sicht einer Therapeutin und auf Basis der Erfahrungen einer ebenfalls Überlebenden von psychischer Gewalt aus.

Shannon Thomas ist überzeugt, dass jeder eine Geschichte zu erzählen hat. Sie können mehr über ihre Geschichte (in englischer Sprache; Anm. d. V.) unter www.shannonthomas.com lesen.

Kontaktdaten:

Zum Buch: www.HealingfromHiddenAbuse.com
E-Mail: shannon@HealingfromHiddenAbuse.com

Zur Autorin und zu Lesungen: www.ShannonThomas.com
Zur Beratungspraxis: www.SouthlakeCounseling.org

In den Sozialen Medien:
Facebook: www.facebook.com/SouthlakeChristianCounseling
Twitter: @SouthlakeLCSW
Instagram: @shannonthomas
Pinterest: @ShannonThomasTX oder SCC/Shannon Thomas (Pinnwand)

QUELLEN

Ich habe mich entschieden, Ihnen diese Quellen (in englischer Sprache; Anm. d. V.) an die Hand zu geben, weil es genau die gleichen sind, die ich regelmäßig besuche. Es gibt zahlreiche Bücher, Blogs und Gruppen in den sozialen Medien, von denen viele ausgezeichnet sind. Was den einen anspricht, ist für den anderen vielleicht nicht so nützlich. Betrachten Sie diesen Abschnitt bitte als Ausgangspunkt, um Quellen zu finden, die zu Ihrem eigenen Weg der Heilung passen.

BÜCHER

Shahida Arabi

Becoming the Narcissist's Nightmare: How to Devalue and Discard the Narcissist While Supplying Yourself

Dr. Les Carter

Enough about You, Let's Talk about Me When Pleasing You Is Killing Me

Dr. Susan Forward *Toxic Parents Toxic In-Laws*

Emotional Blackmail

Jackson MacKenzie

Psychopath Free (das Buch erscheint voraussichtlich im April 2021 in deutscher Sprache: „Keine Macht den Psychopathen. So befreien Sie sich von emotional traumatischen Beziehungen.“; Anm. d. V.)

Leslie Vernick
The Emotionally Destructive Marriage
The Emotionally Destructive Relationship

INTERNET

Healing from Complex Trauma and PTSD
www.healingfromcomplextraumaandptsd.com

Love Fraud
www.lovefraud.com

Psychopath Free
www.psychopathfree.com

The Smart Girl's Guide to Self-Care
www.selfcarehaven.wordpress.com

(Anm. d. V.: In deutscher Sprache sind z. B. folgende Internetseiten empfehlenswert:
bff: Frauen gegen Gewalt e. V.
www.frauen-gegen-gewalt.de/de/was-ist-psychische-gewalt.html
re-empowerment! Frauen gegen Partnerschaftsgewalt

www.re-empowerment.de
Bundesamt für Familie und zivilgesellschaftliche Aufgaben
www.hilfetelefon.de/das-hilfetelefon.html
Umgang mit Narzissten
www.umgang-mit-narzissten.de
Narzissmus verstehen by Marie
www.narzissmus-verstehen.de
Narzissmus.NET – Das Portal für und über die narzisstische Persönlichkeitsstörung
www.narzissmus.net)

SOZIALE MEDIEN

Instagram
@Narcissist.sociopath.awarenes2
@selfcarewarrior

Facebook
Healing from Complex Trauma and PTSD/CPTSD
International Supporters of Reeva Steenkamp – Exposing Narcissistic Abuse
Luke 17:3 Ministries
My Waffles are Cold – A Man's Guide to Abusive Women
Narcissistic and Emotional Abuse
Narcissistic Victim Syndrome – Hope for Victims and Survivors
Psychopath Free
Recovering from a Relationship with a Narcissist – The Original
The Smart Girl's Guide to Self-Care

Twitter

Healing Complex PTSD – @HealingCPTSD
Narcopath Awareness – @narcopathaware
Narcissistic and Emotional Abuse – @NAEAinfo
Psychopath Free – @PsychopathFree
Shahida Arabi – @selfcarehaven

TAGEBUCH DER SELBSTREFLEXION

Einführung: Tagebuch

Willkommen beim Tagebuch der Selbstreflexion. Beim Schreiben dieses Materials gehe ich davon aus, dass Sie dieses Buch bereits gelesen haben oder dabei sind. Während unserer gemeinsamen Zeit, die wir mit dem Tagebuch verbringen, werden wir die Ansätze, die in dem Buch diskutiert werden, vertiefen. Als Autorin hätte ich das Buch bereits abschließen können, doch als Therapeutin glaube ich, dass Sie in diesem Abschnitt die sechs Stufen der Heilung für sich persönlich gestalten können. Wenn Sie die Konzepte meines Buches *Psychische Gewalt – Wie Sie versteckten Missbrauch heilen und zurück ins Leben finden* übernehmen und sie aufgrund Ihrer eigenen Erfahrungen zum Leben erwecken können, ist das der Augenblick, wenn Heilung tatsächlich beginnt. Sie können dieses Tagebuch in ganz privatem Rahmen nur mit sich selbst, mit Ihrer Familie oder mit Freunden führen oder eine lokale Gruppe von Überlebenden finden, die ebenfalls mit dem Buch arbeitet. Wenn Sie entweder Gastgeber oder Teilnehmer eines Lesezirkels sein möchten, besuchen Sie bitte www.healingfromhiddenabuse.com. Dort sind Gruppen aufgeführt, in denen sich die Teilnehmer in einer Atmosphäre frei von Verurteilungen und voller Verständnis gegenseitig unterstützen. Niemand kann die durch versteckte psychische

Die Vorstellung, dass die Überlebenden aus dem Schatten heraustreten und sich in eine sichere Gemeinschaft begeben, ist genau der Grund, warum ich auf der Website* healingfromhiddenabuse.com *die Kontaktmöglichkeit zu einem entsprechenden Lesezirkel eingerichtet habe.

Gewalt erlittenen Verletzungen so gut nachvollziehen wie ein anderer Überlebender.

Die Lesezirkel sind nicht als Ersatz für eine individuelle Therapie gedacht. Die meisten Studiengruppen werden von ebenfalls Überlebenden geleitet. Die Zusammenkünfte sollten keine informellen Therapiesitzungen werden, es sei denn, ein lizenzierter Berater ist der Gastgeber der Gruppe. Sie sollten ein Ort sein, wo die Überlebenden vorbeischauen und gegenseitige Unterstützung finden, wo sie gesunde Grenzen zu den Gruppenmitgliedern ziehen können und wo alle Überlebenden willkommen sind, egal, in welchem Stadium ihrer Heilung sie sich befinden. Die Struktur der Lesezirkel wird von den Personen bestimmt, die als Gastgeber auftreten. Es gibt Gruppen nur für Männer, nur für Frauen, gemischte Gruppen, Gruppen für diejenigen, die „Kein-Kontakt" haben, Überlebende mit „Distanziertem Kontakt" oder jede beliebige Kombination von Teilnehmern. Es mag Gruppen geben, die sich speziell mit versteckter psychischer Gewalt in Liebesbeziehungen, am Arbeitsplatz oder in einem religiösen Umfeld beschäftigen. Es gibt unzählige Ideen, wie das Buch zur Unterstützung von Betroffenen vor Ort eingesetzt werden kann. Meine Rolle besteht lediglich darin, online eine Möglichkeit zu schaffen, dass Überlebende in ihrem lokalen Umfeld miteinander in Kontakt treten können. Dann ist es Sache des Gastgebers und der Teilnehmer, die Gruppe entsprechend den individuellen Bedürfnissen zu gestalten.

Unabhängig davon, ob Sie ihr Tagebuch allein für sich oder innerhalb einer Gruppe führen werden, möchte ich Sie anregen, aufmerksam darauf zu achten, wie Sie sich währenddessen fühlen. Einiges von dem, worüber wir sprechen werden, könnte ein Auslöser für schwierige Erinnerungen sein. Nehmen Sie sich bitte Zeit. Achten Sie auf Ihr emotionales und körperliches Wohlbefinden. Es besteht keine Eile, das Buch oder Tagebuch zu beenden. Machen Sie langsam und atmen Sie tief durch. Wenn nötig, legen Sie die Unterlagen weg und kehren Sie zu einem anderen Zeitpunkt wieder zu ihnen zurück. Es ist auch toll, sich jeden Tag nur mit kleinen Auszügen des Buches auseinanderzusetzen. So können Sie über die Ansätze nachdenken, die Sie an diesem Tag gelesen haben. Viele Menschen entscheiden sich, nur eine Seite oder eine Gruppe von Fragen zu lesen, und das reicht. Vielleicht möchten Sie das Material aber auch schnell durchgehen, und das ist auch gut. Entscheidend ist, dass es ihr ganz persönlicher Heilungsweg bleibt. Sie können entscheiden, wie Sie Ihre Heilung am besten angehen. Wenn Sie mit diesem Bewusstsein einen Lesekreis vor Ort besuchen und Ihnen die Atmosphäre oder Einstellung nicht zusagt, besuchen Sie andere Gruppen, bis Sie eine finden, die am besten zu Ihnen passt. Vielleicht möchten Sie dieses Tagebuch auch ganz für sich führen, und das ist ebenfalls eine wunderbare Möglichkeit. Die Genesung von psychischer Gewalt ist eine äußerst individuelle Erfahrung und kann nicht überstürzt werden. Da Traumata unterschiedlich schwerwiegend sind, wird auch die Zeit, die die Überlebenden brauchen, um in die nächste Stufe der Genesung einzutreten, unterschiedlich lang sein.

Ich möchte an dieser Stelle innehalten und Ihnen sagen, dass es mir schrecklich leidtut, dass Sie überhaupt geheilt werden müssen. Versteckte psychische Gewalt ist nicht leicht zu verstehen, sie geschieht im Geheimen, im Stillen und wird meist missverstanden. Als Überlebender wissen Sie, dass all dies wahr ist. Nach Abschluss der sechs Stufen der Heilung werden Sie wahrscheinlich mehr über den Missbrauch durch Menschen mit Persönlichkeitsstörungen wissen als die meisten praktizierenden Therapeuten. Für Sie persönlich wird es eine besondere Wirkung haben, wenn Sie den in diesem Buch behandelten Themen konkrete Menschen und Lebenssituationen zuordnen können. Dieses Tagebuch besteht aus einer Reihe von Fragen und kurzen erläuternden Abschnitten. Alles in allem hoffe ich, dass Sie durch das Tagebuch-Schreiben – und vielleicht durch den Austausch innerhalb eines Lesekreises – tieferes Wissen aus Ihrer individuellen Geschichte gewinnen werden.

Wer wendet psychische Gewalt an?

Wer sind diese Leute? Narzissten, Soziopathen oder Psychopathen könnten Ihre Mutter, Ihr Vater, Ihr Bruder, Ihre Schwester, Ihre Großeltern, Ihre Tante, Ihr Onkel, Ihr Cousin, Ihr Freund, Ihre Freundin, Ihr Mann, Ihre Frau, Ihr erwachsenes Kind, Ihre Schwiegerfamilie, Ihr Mitarbeiter, Ihr Chef, Ihr Pfarrer, Ihr Mentor oder jemand von jeder sonstigen Art menschlicher Beziehung sein. Wie Sie sehen, kann ihre Toxizität vielen Menschen Schaden zufügen. Ihr Wirkungskreis (und damit die Zerstörung) ist leider weit verbreitet.

Ich werde abwechselnd die Begriffe „toxische Person" oder „toxische Menschen" verwenden. Ich beziehe mich auf die Personen, die die Kriterien für die narzisstische Persönlichkeitsstörung (Narzisst) und die antisoziale Persönlichkeitsstörung (Soziopath oder Psychopath) erfüllen. Mir ist klar, dass Sie sich vielleicht nicht sicher sind, ob der Täter die Diagnosekriterien erfüllen würde; das ist völlig in Ordnung.

Beschreiben Sie bitte mit Ihren eigenen Worten die verschiedenen Merkmale eines Narzissten, Soziopathen und Psychopathen.

Narzisst: ____________________

____

____

____

____

Soziopath: ____________________

____

____

____

____

____

Psychopath: ____________________

____

____

____

____

____

Oft kommt die Frage auf, was die klinischen Unterschiede zwischen einem Narzissten, Soziopathen und Psychopathen sind. Ich verwende diese fiktiven Beispiele, um die feinen Unterschiede hervorzuheben:

Ein **Narzisst** wird Sie überfahren und beschimpfen, weil Sie ihm im Weg standen. Er wird sich endlos darüber beschweren, dass Sie sein Auto beschädigt haben.

Ein **Soziopath** wird Sie überfahren und beschimpfen, weil Sie ihm im Weg standen, und dabei ein Grinsen im Gesicht haben, da ihm insgeheim das Chaos, das er geschaffen hat, Vergnügen bereitet.

Ein **Psychopath** wird große Anstrengungen und kalkulierte Schritte unternehmen, um sicherzustellen, dass er Sie überfährt, dabei lachen und noch einmal zurückgehen, um sicherzustellen, dass er größtmöglichen Schaden angerichtet hat.

Reizende Menschen, nicht wahr? Das ist genau der Grund, warum Sie die schwere Arbeit leisten und mit diesen toxischen Personen einen „Distanzierten Kontakt" oder „Kein-Kontakt" haben. Wenn diese Begriffe neu für Sie sind, machen Sie sich keine Gedanken. Sie werden in unserer gemeinsamen Zeit alles darüber erfahren.

Verändert sich Ihre Definition von einem Narzissten, Soziopathen und Psychopathen, wenn Sie obiges Beispiel vom fiktiven Autounfall hinzuziehen, oder bleibt Ihre Definition unverändert gegenüber dem, was Sie ursprünglich geschrieben haben?

Geschlecht und Missbrauch

Es besteht das Vorurteil, dass nur Männer Narzissten, Soziopathen und Psychopathen sind. Das ist völlig falsch. Es gibt viele Frauen, die die Ursache für eine toxische Beziehung, Familie, einen toxischen Arbeitsplatz oder ein toxisches kirchliches Umfeld sind.

Beschreiben Sie bitte, inwieweit sich weibliche und männliche Täter in Hinblick auf ihr Geschlecht ähneln und unterscheiden:
Gemeinsame Eigenschaften:

____

____

____

____

Unterschiedliche Eigenschaften: ______________________

____

____

____

____

Bitte geben Sie eine kurze Zusammenfassung des psychischen Missbrauchs, den Sie von einem oder beiden Geschlechtern erfahren haben:

Weiblich: ______________________________________

____

____

____

____

Männlich: ______________________________________

____

____

____

____

Wenn Sie Missbrauch von beiden Geschlechtern erlebt haben, wie unterschied sich der Missbrauch in Bezug auf das Geschlecht?

____

____

____

Wie hat sich Ihr Heilungsprozess in Abhängigkeit vom Geschlecht des Täters unterschieden?

Wenn es einem Opfer schwerfällt, physische Gewalt nachzuweisen, ist es noch schwieriger, andere dazu zu bringen, psychische Gewalt ernst zu nehmen. Überlebende, die versuchen, Hilfe zu ihrem eigenen Schutz und dem ihrer Kinder zu bekommen, werden oft als „hysterisch, verrückt und instabil" angesehen. Das liegt daran, dass sich der verdeckte Charakter des versteckten Missbrauchs nur sehr schwer in Worte fassen lässt. Ohne die richtigen Begriffe klingen die Überlebenden oft wie besessen. Wir in der Genesungs-Community wissen, dass das überhaupt nicht zutrifft. Die Öffentlichkeit muss noch viel über versteckten psychischen Missbrauch lernen.

Geben Sie bitte eine kurze Schilderung von dem, was Sie anderen gesagt haben, um den Missbrauch zu beschreiben, den Sie erlebt haben.

Wie gut wurde Ihre Beschreibung von Ihrer Familie, Ihren Freunden, Mitarbeitern oder der Kirchenleitung aufgenommen?

____

____

____

____

Warum ist Ihrer Meinung nach psychische Gewalt so schwer zu beschreiben, wenn man sie nicht selbst erlebt hat?

____

____

____

____

____

Was ist ein psychisch Missbrauchender?

Narzissten, Soziopathen und Psychopathen sind unter uns. Das ist wahr. Als Therapeutin kann ich bei Erwachsenen eine Narzisstische Persönlichkeitsstörung (NPS) oder Antisoziale Persönlichkeitsstörung (APS) diagnostizieren. In der Regel stellen wir bei Personen, die das Erwachsenenalter noch nicht erreicht haben, keine Diagnosen bzgl. einer Persönlichkeitsstörung. Man geht davon aus, dass sich die Persönlichkeit noch im Teenageralter bildet. Manche Menschen zeigen schon früh im Leben Merkmale einer NPS oder APS. Diese Kinder oder Jugendlichen erhalten oft eine andere Diagnose, die nicht persönlichkeitsbezogen ist.

Haben Sie jemals versucht, zusammen mit Ihrem Missbraucher eine Beratung oder eine Form der Mediation durchzuführen? Wenn ja, wie war diese Erfahrung für Sie? Wenn nein, welche Herausforde-

rungen würden Ihrer Meinung nach entstehen, wenn Sie versuchen würden, Probleme mit einem Außenstehenden zu besprechen?

Glauben Sie, dass jeder „ein bisschen narzisstisch" ist? Wenn ja, sagen Sie bitte, warum Sie das für zutreffend halten. Wenn nein, teilen Sie bitte mit, warum Sie nicht in jedem Menschen narzisstische Züge sehen.

Glauben Sie an die Vorstellung von einem „gesunden Narzissmus"? Wenn ja, teilen Sie bitte Ihre Definition von gesundem Narzissmus mit.

Wenn nein, teilen Sie bitte mit, warum Sie nicht der Ansicht sind, dass es Formen von gesundem Narzissmus gibt.

Ich habe eine ziemlich eindeutige Meinung bzgl. der Vorstellung, dass jeder ein wenig narzisstisch ist oder dass es gesunde Formen von Narzissmus geben kann. Die narzisstische Persönlichkeitsstörung (NPS) ist eine Verzerrung eines normal gebildeten Selbstgefühls. Die Diagnose spiegelt eine Persönlichkeit wider, die sich von Kindheit an und darüber hinaus nicht richtig entwickelt hat. Im Erwachsenenalter entscheiden sich diese Personen dafür, missbräuchlich zu bleiben. Es geht über meine Vernunft anzunehmen, dass irgendein Teil des Narzissmus, der Soziopathie oder der Psychopathie gesund sein kann. Es ist, als ob man sagen würde, dass es gesunde Krebszellen gibt.

Es gibt bestimmte Kriterien, die für die Diagnose von NPS und APS erfüllt sein müssen. Entweder erfüllt die Person die konkreten Vorgaben oder nicht. Aus klinischer Sicht gibt es nicht „ein bisschen" Narzissmus. Entweder passt jemand zur Diagnose oder es muss eine andere gewählt werden, deren Kriterien er erfüllt. Die Vorstellung eines „gesunden Narzissmus" basiert auf dem Diagnoseinstrument Narcissistic Personality Inventory (NPI). Es ist ein extrem fehlerhaftes Instrument, weil es Menschen beurteilt, die im Verdacht stehen, Wahrnehmungsstörungen zu haben (die toxische Person). Sie werden aufgefordert, einen Fragebogen auszufüllen, bei dem leicht zu durchschauen ist, wie man einen positiven Eindruck vermittelt. Die meisten Personen, bei denen eine Persönlichkeitsstörung vermutet wird, sind schlau genug, um zu wissen, wie man Situationen einschätzt und Menschen manipuliert. Sie wissen, wie man es vermeidet, „schlecht" auszusehen, wenn es ihren Interessen dient.

Einige Wissenschaftler und Fachleute für psychische Gesundheit können beim Ergebnis des NPI nur geringe Werte feststellen und kommen daher zu dem Schluss, dass die Personen, die den Test gemacht haben, nur ein „bisschen Narzissmus“ haben. Im Ernst, daher kommt der Begriff, und das ist für mich mehr als lächerlich. Nur weil jemand ein starkes Selbstwertgefühl, Eigenständigkeit und vielleicht sogar Angeberei zum Ausdruck bringt, heißt das noch lange nicht, dass er kein Mitgefühl hat oder es genießt, anderen aus reinem Vergnügen zu schaden. Das sind Charakterzüge von jemandem mit narzisstischer Persönlichkeitsstörung oder antisozialer Persönlichkeitsstörung.

Es ist völlig in Ordnung, wenn Sie immer noch an die Vorstellung von einem gesunden Narzissmus glauben – oder daran, dass jeder ein wenig narzisstisch ist. Wir müssen nicht bei allen Auffassungen übereinstimmen, denn der Respekt gegenüber unterschiedlichen Meinungen ist etwas, das Narzissten, Soziopathen und Psychopathen nicht verstehen können. In der Community der Unterstützer und Überlebenden von psychischer Gewalt zeigen wir kein Verhalten, das zum Wesen von psychischen Missbrauchern gehört. Aus einer Haltung des Respekts zwingen wir anderen nicht unsere Standpunkte auf.

Wo findet psychische Gewalt statt?

Missbrauch kann von einem Individuum gegenüber einem anderen ausgehen (Beispiel: Eltern – Kind, Liebesbeziehung, Arbeitskollegen oder Freunde) oder innerhalb einer Gruppe (Beispiel: Familienmitglieder, Arbeitsplatz, Bevölkerungsgruppe oder religiöse Organisation) stattfinden.

Wo hat Ihr Missbrauch stattgefunden, in:

❑ *einer individuellen Beziehung*

❑ *innerhalb einer Gruppe*

❑ *in beidem?*

(Kreuzen Sie bitte Zutreffendes an)

Erzählen Sie von einer Beziehung zu einer einzelnen Person, die psychische Gewalt ausgeübt hat oder gewalttätig war. Wenn Sie keine entsprechende Erfahrung haben, beschreiben Sie bitte, was Ihrer Meinung nach bei einem Missbrauch, der von einem Individuum gegenüber einem anderen ausgeübt wird, am meisten verletzen würde.

____

____

____

____

____

Erzählen Sie von einer Beziehung zu einer Gruppe, die psychische Gewalt ausübt oder ausgeübt hat. Wenn Sie keine entsprechende Erfahrung haben, teilen Sie bitte Ihre Ansicht mit, warum der Missbrauch durch eine Gruppe für einen Überlebenden schwierig wäre.

____

____

____

____

Einzeltäter

Toxische Liebesbeziehung oder Ehe:

Es gibt viele verschiedene Möglichkeiten, wie ein Partner in einer Liebesbeziehung versteckt psychische Gewalt anwenden kann. Ich habe einige der verabscheuungswürdigsten und bösartigsten Misshandlungen innerhalb einer Beziehung mitbekommen, die scheinbar als sicher galt.

Wenn der Missbrauch innerhalb einer Liebesbeziehung stattfand, teilen Sie bitte mit, was der schwierigste Teil des von einem Liebes- oder Ehepartner begangenen psychischen Missbrauchs war. Wenn sich Ihr Missbrauch nicht in einer Liebesbeziehung ereignet hat, teilen Sie mit, was Sie als einen der schwierigsten Aspekte von psychischer Gewalt in einer Liebesbeziehung betrachten.

Wenn der Missbrauch in einer Liebesbeziehung stattfand, nennen Sie einen schlimmen Tiefpunkt Ihrer Beziehung, an den Sie sich erinnern.

Von welchem Moment an wussten Sie, dass Sie es in ihrer Liebesbeziehung mit einer toxischen Person zu tun haben? Was waren die spezifischen Umstände?

Wünschten Sie sich nun im Nachhinein, Sie hätten damals die Liebesbeziehung beendet? Wenn nein, warum nicht?

Wenn ja, was hat Sie damals davon abgehalten, es zu tun? Welche Ängste oder Lebensumstände gab es für Sie, um die Beziehung nicht zu beenden?

Wenn Sie die Beziehung nicht zum gewünschten Zeitpunkt beendet haben, auf welche Weise konnten Sie sich verzeihen, dass Sie länger geblieben sind?

Der toxische Freund

Freundschaften sind das Herzstück unseres unterstützenden Netzwerkes. Sie bereichern unser Leben auf vielfältige Weise. Unsere Freunde sind die Familienmitglieder, die wir uns selbst aussuchen können. Da Freunde einen sehr persönlichen Zugang zu uns und unseren privaten Gedanken haben, ist eine kluge Wahl von entscheidender Bedeutung. Wir alle hatten sicher schon eine Freundschaft, bei der wir uns gefragt haben, warum wir eine bestimmte Person in unsere Nähe gelassen haben.

Wenn Sie eine toxische Freundschaft hatten, nennen Sie bitte ein paar Details über das Wer, Was, Wo, Wann, Wie und Warum dieser Freundschaft. Wenn Sie mehr als eine toxische Freundschaft hatten, wählen Sie diejenige, die Ihnen gerade in den Sinn kommt. Wenn Ihr Missbrauch sich nicht innerhalb einer Freundschaft abgespielt hat, teilen Sie bitte mit, was Sie als einen der schwierigsten Aspekte von psychischer Gewalt unter Freunden empfinden.

Wenn Sie immer noch Kontakt mit dem toxischen Freund haben, was hält Sie in dieser Beziehung?

Wenn Sie keinen Kontakt haben, welches war der Moment, an dem die Freundschaft zerbrach?

Die Gruppe als Täter

Die toxische Familie

Die gehässigen und scharfen Worte eines psychisch missbrauchenden Elternteils können in den Köpfen eines erwachsenen Kindes noch lange nach dessen Auszug aus dem Elternhaus nachwirken. Das liegt daran, dass Narzissten, Soziopathen und Psychopathen schreckliche Eltern sind. Ihnen fehlen das grundlegende Einfühlungsvermögen und die selbstlose Natur, die eine liebevolle Erziehung erfordert. Sie haben kein Problem damit, ihre eigenen Bedürfnisse vor den Bedürfnissen ihres Kindes zu befriedigen, und fühlen sich in ihrem Handeln völlig im Recht. Später im Leben wundern sie sich, warum sie keine authentische Beziehung zu ihrem erwachsenen Kind haben. Chronischer Egoismus und Elternschaft passen nicht zusammen.

Wenn Sie ein Überlebender von psychischer Gewalt durch Ihre Herkunftsfamilie sind, geben Sie bitte ein Beispiel für versteckten Missbrauch durch die Familie. Wenn Sie kein Überlebender von Misshandlungen in der Familie sind, geben Sie bitte einen Grund an, warum Sie glauben, dass Menschen, die in solchem Umfeld Missbrauch erlebt haben, länger zur Genesung brauchen könnten als Menschen in einer anderen Missbrauchsumgebung.

Es gibt den klinischen Begriff „Pseudomutalität", der für viele toxische Familien gilt. Der Begriff beschreibt jene Familien, die ein hohes Maß an Verbundenheit und Übereinstimmung zu haben scheinen, in Wirklichkeit aber sehr dysfunktionale und schädliche Beziehungen haben, die sich hinter ihrem Image in der Öffentlichkeit verbergen. Die Fassade, die der Welt präsentiert wird, zeigt eine eng verbundene Familie, aber die Realität ist eine ganz andere und höchst destruktiv.

Beschreiben Sie bitte mit Ihren eigenen Worten „Pseudomutalität" in Bezug auf psychisch missbräuchliche Familienbeziehungen, die Sie erlebt haben. Wenn Sie keine missbräuchliche Familienbeziehung hatten, erläutern Sie bitte, wie Sie Pseudomutalität in einer anderen toxischen Umgebung wahrnehmen.

Beschreiben Sie eine Zeit, in der Sie in der „Venusfliegenfalle" einer toxischen Familie gefangen waren. Wie wurden Sie in die Falle gelockt? Wenn Sie keinen Missbrauch innerhalb einer toxischen Familie erlebt haben, in welchem anderen Umfeld haben Sie dann die Anwendung der „Venusfliegenfalle" erlebt?

Nachdem Sie in die Falle gelockt wurden, wie und wann änderte sich die freundliche Haltung des Umfelds?

Das Gefühl der Zugehörigkeit ist ein wesentlicher Teil unserer menschlichen Erfahrung. Das Bedürfnis und der Wunsch dazuzugehören, ist stark in uns verankert. Jeder möchte die Gewissheit haben, dass andere für uns und wir für andere da sind. Es ist genau dieses menschliche Bedürfnis, das die Täter zu ihrem Vorteil missbrauchen.

Auf welche konkrete Art und Weise hat (haben) Ihr(e) Täter Ihnen das Gefühl vermittelt, nicht dazuzugehören?

Wie haben Sie emotional auf diese Misshandlung reagiert?

Die toxische Gemeinde: Ihre Anführer und Mitglieder

Warum sind viele Menschen bei Themen, die mit dem Christentum zu tun haben, vorsichtig? Ich denke, es liegt daran, dass es viel zu viele Pfarrer und Gemeindeleiter gibt, die im Namen Gottes Amok laufen. Sie schaden den Menschen, die versuchen, Gott im Chaos des modernen Lebens zu finden. Lassen Sie mich hier innehalten und deutlich machen, dass ich nicht alle Pfarrer oder Gemeindeleiter schrecklich finde. Ich sage nur, dass einige, wenn auch nicht viele, miserable Beispiele für die wunderbaren Charaktereigenschaften von Liebe, Geduld, Freundlichkeit und Hoffnung sind. Ich bin seit über 20 Jahren Mitglied der Kirche und aktiv in der Kirchengemeinde. Ich habe das Beste und das Schlimmste gesehen, was das Christentum zu bieten hat.

Haben Sie in einem religiösen Umfeld Missbrauch erlebt? Wenn ja, geben Sie bitte einen Überblick über die Geschehnisse. Wenn Sie nicht geistlich missbraucht worden sind, teilen Sie uns bitte mit, warum Sie glauben, dass eine Genesung von dieser Form des Missbrauchs schwierig wäre.

Nennen Sie bitte drei konkrete Bibelstellen oder biblische Lehren, die von dem/den psychischen Missbraucher(n) gegen Sie verwendet wurden.

Wählen Sie eine der oben genannten Bibelstellen oder biblischen Lehren und erläutern Sie, wie der Täter ihre Bedeutung verzerrt hat, um sie seinem Missbrauchsplan anzupassen.

Was ist Ihrer Meinung nach die wirkliche Bedeutung der oben genannten Schrift oder Lehre, die Sie ausgewählt haben?

Viele Menschen glauben immer noch, dass alle Narzissten, Soziopathen und Psychopathen offenkundig selbstherrlich und erkennbar in ihrem toxischen Verhalten sind. Nachdem ich mich jahrzehntelang im kirchlichen Umfeld bewegt habe, kann ich Ihnen versichern, dass nicht alle psychisch Missbrauchenden äußerlich prahlerisch sind. In einem religiösen Umfeld wird der Anschein von Demut hoch geschätzt, Großspurigkeit wäre verpönt. Deshalb übernehmen toxische Menschen, die sich in kirchlichen Gemeinschaften verstecken, die Eigenarten und Kommunikationsmuster ihrer Umgebung. Diese psychisch Missbrauchenden passen nicht zum Standardbild. Die üblichen Lehren, wie man eine Person mit Persönlichkeitsstörungen erkennen kann, treffen nicht zu. Wir müssen uns über die verschiedenen Arten von Persönlichkeit informieren, in denen sich toxische Menschen manifestieren können, um ihr missbräuchliches Verhalten zu verbergen.

Warum ist es Ihrer Ansicht nach für Narzissten, Soziopathen und Psychopathen leicht, sich in kirchlichen Gemeinschaften (sei es als Mitarbeiter oder als Gemeindemitglied) zu verstecken?

____

____

____

____

____

Was muss sich an der modernen Kirchenkultur ändern, damit psychische Missbraucher schneller identifiziert und feste

Grenzen gesetzt werden können, um die Gemeindemitglieder vor Schaden zu bewahren?

____

____

____

____

____

Glauben Sie, dass religiöse Frauen ein größeres Maß an versteckter psychischer Gewalt erleben als religiöse Männer? Bitte teilen Sie uns Ihre Gründe mit.

____

____

____

____

____

Glauben Sie, dass Narzissten, Soziopathen und Psychopathen, die ihren Willen niemandem unterordnen, eine authentische Beziehung zu Gott haben können? Wie wirkt sich der Charakter eines toxischen Menschen auf seine Fähigkeit aus, Gottes Führung zu suchen und positive Einflüsse in sein Leben zu lassen?

____

____

____

____

Der toxische Arbeitsplatz

Narzissten, Soziopathen und Psychopathen müssen ihren Lebensunterhalt verdienen. Raten Sie mal, wo man sie findet? Als Angestellte, Mitarbeiter, Manager und leitende Angestellte. Toxische Menschen verwenden am Arbeitsplatz oft sehr verdeckte Methoden, um den Erfolg eines Überlebenden zu untergraben. Das kann so aussehen, dass man dem Überlebenden grundsätzlich nicht alle Informationen gibt, die er zur Erfüllung seiner Aufgaben benötigt, und ihn dann in Verlegenheit bringt, wenn die Aufgaben nicht so erledigt wurden, wie es hätte sein sollen. Manchmal geschieht der Missbrauch nicht im Verborgenen, sondern sehr offen und aggressiv. Auch hier gibt es viele Möglichkeiten, wie sich die Dysfunktion der psychisch Missbrauchenden manifestiert. Die Überlebenden haben berichtet, dass sie aggressiv angeschrien, öffentlich verspottet und sogar körperlich auf eine Weise berührt wurden, die als Akt der Dominanz gemeint war.

Haben Sie am Arbeitsplatz Missbrauch erlebt? Wenn ja, geben Sie bitte einen Überblick über das Geschehene. Wenn Sie bei der Arbeit keine psychische Gewalt erlebt haben, erläutern Sie bitte, warum Sie glauben, dass diese Form des Missbrauchs bei der Festlegung von Grenzen schwierig wäre.

Wissen andere von dem Missbrauch, den Sie erleben oder erlebt haben? Wenn ja, haben sie etwas getan, um Ihnen zu helfen, oder haben sie weggeschaut? Wenn niemand davon weiß, was hält Sie dann davon ab, es jemandem zu erzählen?

____

____

____

____

____

Welche Bewältigungsstrategien helfen Ihnen, am Arbeitsplatz mit psychischer Gewalt umzugehen, bzw. haben Ihnen in der Vergangenheit geholfen?

____

____

____

____

____

Wann schaden psychisch Missbrauchende anderen?

Missbraucher nehmen gerne Menschen ins Visier, die etwas haben, das sie selbst nicht besitzen oder nicht besitzen können. Narzissten, Soziopathen und Psychopathen sind berüchtigt dafür, dass sie sich Zielpersonen aussuchen, die zunächst ihr eigenes Ego aufwerten. Es können das Aussehen, das Alter, der Intellekt, der Ruf, die religiöse Überzeugung, der berufliche Erfolg, die Familie, die Freunde oder etwas anderes sein. Sobald die Zielperson an der Angel hängt, macht sich die toxische Person daran, genau die Eigenschaften zu zerstören, die sie überhaupt erst zu dem Überlebenden hingezogen haben. Ziele, die keinen Wert für den Täter haben, würde er nicht belästigen, sondern ein wertvolleres Zielobjekt suchen. Psychische Missbraucher mögen Menschen, die dazu beitragen, dass sie selbst gut aussehen oder sich gut fühlen. Ähnlich wie Blutegel hängen sie sich an Menschen, die ihnen in gewisser Weise Nahrung geben. Wenn der Täter genug hat, beginnt er damit, die Eigenschaften des Überlebenden zu zerstören, die bei ihm Eifersuchtsgefühle hervorrufen. Da toxische Menschen bestimmte positive Eigenschaften nicht besitzen können, wollen sie auch nicht, dass der Überlebende sie hat.

Für eine toxische Person bedeutet es Macht und Vergnügen, eine ursprünglich gesunde und glückliche Person zu zerstören. Dieser Punkt wird oft von den Überlebenden übersehen, weil sie sich inmitten der Misshandlungen als gebrochen empfinden. Das ist das genaue Gegenteil der Wahrheit.

Welche drei Eigenschaften haben oder hatten Sie, die für den Narzissten, Soziopathen oder Psychopathen attraktiv waren?

Nennen Sie Einzelheiten, wann der psychisch Missbrauchende zum ersten Mal begann, Ihr Selbstwertgefühl zu zerstören.

Was war Ihre Reaktion auf die Veränderung in der Beziehung?

Haben Sie jemals Eifersucht auf Ihren Erfolg, Ihre physische Erscheinung, Ihre finanzielle Stabilität oder andere positive

Aspekte Ihres Lebens bemerkt? Wenn ja, worauf konzentrierte sich die Eifersucht?

____

____

____

____

____

Wodurch haben Sie bemerkt, dass der Täter auf Sie eifersüchtig war?

____

____

____

____

____

***Wie* wenden die Täter psychische Gewalt an?**

Toxische Menschen sind großartige Schauspieler. Sie nutzen alle verfügbaren Requisiten, um die Kontrolle in der Beziehung zu behalten. Einige werden zum Beispiel in Tränen ausbrechen, wenn es dazu dient, sie als Opfer aussehen zu lassen. Sie können nach außen auch Gefühlsäußerungen zeigen, die beweisen sollen, dass sie sich geändert hätten, in Wirklichkeit aber versuchen sie, den Überlebenden wieder manipulativ in das toxische Spiel zu ziehen. Manipulative Menschen verwenden eine Vielzahl falscher Emotionen, um ihre Umgebung zu kontrollieren. Neben Tränen arbeiten sie möglicherweise mit Schuldgefühlen, die dem Überlebenden ein schlechtes Gefühl vermitteln sollen, weil er vielleicht Grenzen gesetzt hat. Eine toxische Person kann Wutausbrüche dazu benutzen, Menschen einzuschüchtern, damit sie gefügig werden. Sie kann den Anschein erwecken, selbst übermäßig glücklich zu sein, um dem Überlebenden zu demonstrieren, dass er ausrangiert und abgehakt ist. Wichtig ist, in Erinnerung zu behalten, dass die meisten nach außen gezeigten Emotionen des psychisch Missbrauchenden einen bestimmten Zweck verfolgen, nämlich anderen in irgendeiner Weise zu schaden. Man kann ihren Handlungen nicht trauen und sie können auch nicht für bare Münze genommen werden. Täter, die psychische Gewalt ausüben, haben den Einsatz ihrer schauspielerischen Fähigkeiten aus einem bestimmten Grund perfektioniert.

Psychische Gewalt ist kein einmaliger Akt. Ich bezeichne den Prozess, den die Überlebenden durchlaufen, oft als „Kieselsteine sammeln". Ein Kieselstein steht für eine einzelne, negative Begegnung mit einem psychisch Missbrauchenden.

Hat Ihr Missbraucher jemals Tränen als eine Form der Manipulation benutzt? Wenn nicht, welches war sein bevorzugtes emotionales Mittel, um seine Ziele zu erreichen?

Was war im Nachhinein gesehen der allererste Warnhinweis im Verhalten des Missbrauchers?

____

____

____

____

____

Beschreiben Sie einige der „Kieselsteine", die der psychisch Missbrauchende ausgelegt hat.

____

____

____

____

____

***Warum* fügen psychisch Missbrauchende anderen Schaden zu?**

Ich lese viel, höre Podcasts und Radiosendungen zum Thema Narzissmus, Soziopathie, Psychopathie und der Genesung von diesen Arten von Missbrauch. Ich habe festgestellt, dass es ein breites Spektrum an Ansichten über die Entwicklung von Persönlichkeitsstörungen gibt. Einige argumentieren, dass es sich dabei um eine große Bandbreite an Eigenschaften handelt, die wir als normale menschliche Charakterschwächen betrachten sollten. Narzissmus scheint die Grauzone zu sein, worüber die größte Uneinigkeit herrscht. Die üblichen Lehrmeinungen über Soziopathen und Psychopathen konzentrieren sich auf ihren enormen Mangel an Einfühlungsvermögen. Hollywood hat sogar versucht, ein Bild davon zu zeichnen, wie Menschen mit Persönlichkeitsstörungen agieren. Einige dieser Figuren sind wahrhaftige Spiegelbilder der Störungen und andere sind lediglich Hollywood-Versuche, einen aufregenden Film oder eine Fernsehshow zu produzieren.

Glauben Sie, dass Menschen mit Persönlichkeitsstörungen geisteskrank sind?

____

Wie entwickeln sich Ihrer Meinung nach Persönlichkeitsstörungen? Oder glauben Sie, dass Menschen als Narzissten, Soziopathen und Psychopathen geboren werden?

____

____

____

____

____

In welcher Weise hat Ihrer Meinung nach die Rolle der Bindung Einfluss auf Persönlichkeitsstörungen?

____

____

____

____

____

Glauben Sie, dass Narzissten, Soziopathen und Psychopathen wissen, dass sie andere Menschen missbrauchen?

Sind Narzissten, Soziopathen und Psychopathen in der Lage, ihr Verhalten dauerhaft positiv zu ändern?

Gemeinsame Charakterzüge bei Überlebenden

Wir haben einige Zeit mit dem Wer, Was, Wo, Wann, Wie und Warum von psychischer Gewalt verbracht. Ich möchte innehalten und kurz darüber sprechen, was ich bei den Überlebenden dieser Art von Missbrauch festgestellt habe. Zielpersonen für versteckten Missbrauch scheinen einige entscheidende gemeinsame Charaktereigenschaften zu haben. Einige sind positiv und mit anderen müssen sich die Überlebenden unbedingt auseinandersetzen.

Halten Sie sich für eine besonders anpassungsfähige (flexible) Person?

Glauben Sie, dass Ihre persönliche „Gebrochenheit" den psychisch Missbrauchenden zu Ihnen hingezogen hat? Wenn ja, was waren Ihre inneren Verletzungen, die Ihrer Meinung nach gegen Sie verwendet wurden?

Was ist Ihre Definition von Co-Abhängigkeit?

Glauben Sie, dass Sie co-abhängig sind oder jemals waren? Wenn ja, wie hat sich das auf Ihre Genesung von psychischer Gewalt ausgewirkt?

Was ist Ihre Definition von einem Empathen?

Halten Sie sich für eine sehr empathiefähige Person? Wenn ja, wie wurde Ihre Empathiefähigkeit vom Täter gegen Sie verwendet?

Ein toxisches Umfeld kann selbst bei den geduldigsten Menschen schlechte Reaktionen hervorrufen. Überlebende von psychischer Gewalt nehmen bei sich eine Verhaltensweise wahr, die nicht zu ihrer eigentlichen Persönlichkeit passt. Diese Verschiebung kann ein Warnhinweis dafür sein, dass das Umfeld nicht in Ordnung ist. Die Veränderung im Verhalten der Überlebenden kann leider auch jegliches toxisches Gerede befeuern, das von missbrauchenden Tätern oder Gruppen verbreitet wird.

Nennen Sie drei Situationen, in denen Sie sich in Bezug auf den/die Missbraucher im Nachhinein gerne anders verhalten hätten.

Wie konnten Sie sich selbst für ein Verhalten verzeihen, das nicht zu Ihrem Selbstverständnis passt?

Welche Handlungen oder Gedanken helfen Ihnen derzeit oder haben Ihnen geholfen, den Fokus auf dem Täter zu belassen und den Fokus nicht durch Ihr Verhalten auf sich selbst zu lenken?

Stufe eins: Verzweiflung (Tagebuch)

Wenn Überlebende zum ersten Mal eine Therapie zur Heilung von psychischer Gewalt beginnen, wissen viele nicht einmal, dass sie missbraucht wurden. Sie wissen aber, dass das Leben schwierig für sie geworden ist, und sie suchen nach Antworten. Einige begreifen noch nicht das ganze Ausmaß dessen, was ihnen von dem/den Missbraucher(n) angetan wurde. Zu Beginn der Therapie befinden sich die Überlebenden (meistens) in einem emotionalen Chaos, sie sind ängstlich, niedergeschlagen oder selbstmordgefährdet. Manchmal treffen all diese Faktoren zu und weitere darüber hinaus. Der allererste Punkt, an dem wir beginnen, ist, sicherzustellen dass sie sich nicht selbst verletzen. Sobald dies gelungen ist, beginnen wir damit, die Verzweiflung, die der Überlebende empfindet, genau zu bestimmen. Die erste Stufe der Heilung kann eine beängstigende Zeit im Leben sein. Zum Glück werden weitere Stufen folgen und ein Hoffnungsschimmer wird sich zeigen.

Hatten Sie während des Missbrauchs jemals das Bedürfnis, sich selbst zu verletzen? (Wenn Sie im Moment das Bedürfnis haben, sich selbst zu verletzen, rufen Sie bitte sofort den Notruf an oder gehen Sie in die nächste Notaufnahme). Wenn Sie die obige Frage mit Ja beantwortet haben, was hat Sie dann davon abgehalten, sich selbst Schaden zuzufügen?

Welche drei Fähigkeiten oder Handlungen haben Ihnen in der Stufe der Verzweiflung geholfen oder helfen Ihnen, schwierige Momente zu überstehen?

Haben Sie sich jemals selbst die Schuld für die erlebte psychische Gewalt gegeben?

____

____

Was war der Moment, als Sie feststellten „Ich kann nicht mehr"? Wenn Sie diesen Punkt in der Beziehung noch nicht erreicht haben, was müsste geschehen, damit Sie sich bereit fühlen, entscheidende Veränderungen in der Beziehung zum psychisch Missbrauchenden vorzunehmen?

____

____

____

____

____

Stufe Zwei: Aufklärung (Tagebuch)

Psychische Gewalt ist außerordentlich heimtückisch und wird daher missverstanden. Genau das ist Teil der Taktik des/der Täter(s), den Missbrauch zu verbergen und unter Kontrolle zu halten. Ein Opfer kann nicht mit der Heilung beginnen, wenn es nicht beschreiben kann, was ihm angetan wurde. Das Erkennen der üblichen Methoden, die von psychisch Missbrauchenden angewendet werden, ist Gegenstand von Stufe 2. Diejenigen, die sich noch nicht lange im Heilungsprozess befinden, sollten wissen, was folgende Begriffe im Zusammenhang mit psychischer Gewalt bedeuten:

- Gaslighting
- Schmierkampagne
- Fliegende Affen
- Narzisstische Kränkung
- Intermittierende Verstärkung
- Stufen der Idealisierung, Abwertung und des Verstoßes

Es gibt noch weitere Begriffe, aber auf *Stufe Zwei* ist diese Liste ein guter Ausgangspunkt für alle Heilung Suchenden.

Beschreiben Sie mit Ihren eigenen Worten den Begriff ***Gaslighting****.*

____

____

____

____

Nennen Sie ein konkretes Beispiel, wann Sie Gaslighting durch einen psychischen Missbraucher erlebt haben.

____

____

____

____

Was macht Gaslighting für die Überlebenden so gefährlich?

____

____

____

____

Beschreiben Sie mit Ihren eigenen Worten den Begriff ***Schmierkampagne****.*

____

____

____

____

Nennen Sie ein konkretes Beispiel, wo Sie von einer Schmierkampagne durch einen psychischen Missbraucher betroffen waren.

Warum ist es emotional schmerzlich, das Ziel einer Schmierkampagne zu sein?

Beschreiben Sie bitte mit Ihren eigenen Worten den Begriff ***fliegende Affen.***

Nennen Sie ein konkretes Beispiel, wo Sie im Zusammenhang mit einer missbräuchlichen Beziehung fliegende Affen erlebt haben.

Was frustriert am meisten im Umgang mit fliegenden Affen?

____

____

____

____

____

Beschreiben Sie bitte mit Ihren eigenen Worten den Begriff ***Narzisstische Kränkung*** *(die Kränkung der toxischen Person).*

____

____

____

____

Nennen Sie ein konkretes Beispiel, wann Sie eine narzisstische Kränkung bei einem psychischen Missbraucher erlebt haben.

____

____

____

____

____

Warum fühlen sich toxische Menschen leicht angegriffen? Beschreiben Sie bitte mit Ihren eigenen Worten den Begriff ***Intermittierende Verstärkung.***

____

Nennen Sie ein konkretes Beispiel, wann Sie eine intermittierende Verstärkung durch einen psychischen Missbraucher erlebt haben.

Was macht die Erfahrung des Jo-Jo-Effekts einer intermittierenden Verstärkung so schmerzlich?

Beschreiben Sie bitte mit Ihren eigenen Worten den Begriff ***Phase der Idealisierung****.*

Geben Sie ein konkretes Beispiel, wann Sie die Phase der Idealisierung durch einen psychischen Missbraucher erlebt haben.

____

____

____

____

Was vermissen Sie am meisten, wenn Sie an die Phase der Idealisierung denken?

____

____

____

____

Beschreiben Sie bitte mit Ihren eigenen Worten die ***Phase der Abwertung****.*

____

____

____

____

Nennen Sie ein konkretes Beispiel, wann Sie die Stufe der Abwertung durch einen psychischen Missbraucher erlebt haben.

____

____

____

Erinnern Sie sich exakt an den Moment oder die Zeit, als die Phase der Abwertung in Ihrer Beziehung einsetzte?

____

____

____

____

Beschreiben Sie bitte die **Phase des Verstoßes** *mit Ihren eigenen Worten.*

____

____

____

____

Nennen Sie ein konkretes Beispiel, wann Sie die Phase des Verstoßes durch einen psychischen Missbraucher erlebt haben.

____

____

____

Wie erfolgte der Verstoß? Wurden Sie dazu gezwungen oder hat der Täter den Verstoß vorgenommen? Wenn Sie Distanzierten Kontakt haben, welches war der Moment, zu dem Sie wussten, dass sich etwas in der Beziehung ändern muss?

____

____

____

Gibt es andere Begriffe innerhalb der Community zur Bewältigung von psychischer Gewalt, die Ihnen geholfen haben, Ihr Verständnis für versteckten Missbrauch zu vertiefen?

Stufe Drei: Erwachen (Tagebuch)

Wenn die Überlebenden sich ihrer Verzweiflung, die durch psychische Gewalt hervorgerufen wurde, bewusst geworden sind (Stufe Eins) und sich dann darüber informiert haben, welche Methoden der Täter anwendet (Stufe Zwei), kommt nun für die Überlebenden das Erwachen (Stufe Drei). Dies ist die Phase der Heilung, in der viele Aha-Momente geschehen. Die Überlebenden sind in der Lage zu beschreiben, was sie erlebt haben, sie haben eine neue Terminologie gelernt und fühlen sich daher durch den Missbrauch nicht mehr isoliert. In dieser Phase beginnt der Überlebende, sich auf seinem Weg der Heilung gestärkt zu fühlen. Es wird dennoch gute und schlechte Tage geben. Es ist üblich, dass Überlebende zurück in die Phase der Verzweiflung schwanken und dann wieder zur Phase des Erwachens zurückkehren. Dies ist normal und Teil des Prozesses der Deprogrammierung und der Heilung von psychischer Gewalt.

Beschreiben Sie Ihren wichtigsten Aha-Moment in der Genesung.

____

____

____

____

Überlebende kommen oft an einen Punkt, an dem sie Aussagen machen wie: „Wie können sie es wagen, mich so zu behandeln?“ Welcher Satz ist oder war es, den Sie in der Stufe des Erwachens wiederholt geäußert haben?

____

____

____

____

Empfinden Sie Stufe Drei: Erwachen als hoffnungsvoll, traurig oder beides?

____

____

____

____

Waren Sie in der Lage, mit anderen Überlebenden in Kontakt zu treten oder fühlen Sie sich in Ihrer Erfahrung als Überlebender von psychischer Gewalt isoliert?

____

____

Stufe Vier: Grenzen (Tagebuch)

Nachdem ein Überlebender von psychischer Gewalt seine Verzweiflung erkannt hat (Stufe Eins), sich über die Besonderheiten von psychischer Gewalt informiert hat (Stufe Zwei), das Erwachen hatte, dass eine Genesung möglich ist (Stufe Drei), ist der nächste Schritt das Ziehen von Grenzen. Dies ist der Zeitpunkt, an dem die Überlebenden sich für die Umsetzung von „Kein-Kontakt“ oder „Distanzierter Kontakt“ entscheiden. Der wichtige Teil dieser Stufe besteht darin, dass ein Überlebender in der Lage ist, genügend emotionalen Abstand zu erlangen, um sich aus der traumatischen Bindung zu lösen und sich auf sein Leben der Heilung zu freuen. Die Grenzen werden individuell festgelegt und müssen dergestalt sein, dass die Überlebenden sie auch durchhalten. Manchmal verzichten die Überlebenden darauf, ihrem/n Täter(n) Grenzen zu setzen. Klare Grenzen zu setzen kann das Ende der Beziehung bedeuten. Es ist nicht unüblich, dass einige Überlebende in diesem Stadium stecken bleiben.

Sind Sie derzeit in Therapie oder wären Sie bereit, einen Therapeuten zu suchen, der versteht, „was los ist“? Wenn nicht, sagen Sie bitte, warum.

___

___

___

___

Nutzen Sie Distanzierten Kontakt, Kein-Kontakt oder eine Kombination aus beiden, wenn es mehr als einen Täter gibt?

___

___

___

___

Welche Grenze ist oder war am schwierigsten zu setzen und aufrechtzuerhalten? Was hat es schwierig gemacht?

___

___

___

___

Wenn Sie darüber nachdenken oder in der Vergangenheit darüber nachgedacht haben, wie Sie Grenzen gegenüber dem psychischen Missbraucher setzen können, was sind dann drei innere Beweggründe, die Sie daran hindern bzw. hinderten?

Beispiele:
Ich werde allein sein.
Dieser Job ist die einzige Möglichkeit, um meine Karriereziele zu erreichen.
Diese Kirchengemeinde ist die einzige, die Gott wirklich ausgewählt hat, um seinen Willen zu tun.

Meine Familie wird immer da sein, aber Freunde kommen und gehen.

Was fanden Sie interessant, als Sie die Übung „Balanced Life" abgeschlossen haben?

Hatten Sie schon einmal das Gefühl, zu sensibel zu sein oder überreagiert zu haben, wenn Sie über das Setzen von Grenzen nachdachten?

____

____

____

____

Distanzierter Kontakt meint genau das, wonach es sich anhört, und es geht um mehr als nur um eine zeitliche Begrenzung. Es geht um die innere Haltung des Überlebenden. Es gibt immer noch Interaktionen zwischen dem Täter und dem Überlebenden, aber der Ton hat sich radikal geändert, seit der Missbrauch aufgedeckt und vom Überlebenden erkannt wurde. Bei Distanziertem Kontakt geht es um die emotionale Verfassung des Überlebenden.

Beschreiben Sie bitte mit Ihren eigenen Worten den Zustand ***Distanzierter Kontakt****.*

____

____

____

____

Wann wäre ein Distanzierter Kontakt die beste oder einzige Option für einen Überlebenden?

____

____

Was ist Ihrer Meinung nach die größte Schwierigkeit bei der Aufrechterhaltung des Distanzierten Kontakts zu einem psychischen Missbraucher?

Glauben Sie, dass es für einen Überlebenden möglich ist, ein wirklich erneuertes Leben zu führen und trotzdem einen gewissen Kontakt mit einer toxischen Person zu haben?

Jetzt sind wir an einem Punkt angelangt, an dem der Abbruch der Beziehung zu einem psychisch Missbrauchenden für einige Überlebende die beste Option ist. Dieser Weg birgt zwar seine eigenen Herausforderungen, aber wenn die Entfernung der Toxizität erfolgt ist und sich der Staub gelegt hat, dann ist Kein-Kontakt der konkreteste Weg, um voran- und vom Missbrauch wegzukommen.

Beschreiben Sie bitte mit Ihren eigenen Worten, was die Option ***Kein-Kontakt*** *zum psychischen Missbraucher bedeutet.*

____

____

____

____

Wann wäre Kein-Kontakt die beste oder einzige Option für einen Überlebenden?

____

____

____

____

Was ist Ihrer Meinung nach die größte Herausforderung bei der Aufrechterhaltung von Kein-Kontakt zu einem psychischen Missbraucher?

____

____

____

____

Was sind die drei wichtigsten Dinge, an die man sich erinnern muss, wenn man Kein-Kontakt zu einem Täter hat?

Welche Option erfordert Ihrer Meinung nach das höchste Maß an Bewältigungsfähigkeit und Wissen über die Voraussetzungen für eine Genesung: Distanzierter Kontakt oder Kein-Kontakt? Und warum?

Stufe Fünf: Erneuerung (Tagebuch)

Nachdem ein Überlebender von psychischer Gewalt seine Verzweiflung erkannt hat (Stufe Eins), sich über die Besonderheiten von psychischer Gewalt informiert hat (Stufe Zwei), in der Phase des Erwachens (Stufe Drei) eine Genesung für möglich erachtet und Grenzen gezogen hat (Stufe Vier), geht es in der nächsten Stufe um die Erneuerung materieller Dinge, das positive Erleben zentraler Lebensereignisse, die Wiederherstellung finanzieller Stabilität, körperlicher und geistiger Gesundheit oder anderer Verluste, die der Überlebende während der Zeit des Missbrauchs erlitten und als solche erkannt hat. Dies sollte eine ermutigende Stufe sein, in der die Früchte des Heilungsprozesses für die Überlebenden allmählich greifbar werden. Die Erneuerung kann länger dauern, als es die Überlebenden erwartet haben, daher ist Geduld mit dem Heilungsprozess von entscheidender Bedeutung. Ohne Geduld kann ein Überlebender leicht entmutigt werden.

Eines der ersten Anzeichen dafür, dass die Überlebenden diese Stufe der Genesung erreicht haben, ist der Wunsch, ihre Freizeit mit Aktivitäten zu verbringen, die nichts unmittelbar mit der Genesungsarbeit zu tun haben. Überlebende beschreiben den Eintritt in diese Stufe als einen Sättigungspunkt in Bezug auf all das neue Wissen, das sie für sich erlangt haben. Oft sehnen sie sich danach, sich von den Online-Foren und anderem Lesestoff über Narzissmus, Soziopathie und Psychopathie zurückzuziehen. Dies bedeutet keine Ablehnung der Menschen und Erfahrungen, die die Überlebenden im Heilungsprozess bestärkt haben; es ist vielmehr ein positiver Indikator dafür, dass Normalität zurückkehrt. Vielleicht geschieht dies nach dem Missbrauch in der Kindheit zum ersten Mal. Überlebende in dieser Stufe der Genesung haben Lust auf neue Hobbys und Möglichkeiten, die ihr Leben bereichern. Diese Sehnsucht ist wunderbar und kann als Auslöser für neue Unternehmungen dienen.

Woher wussten oder wissen Sie, dass Sie Stufe Fünf: Erneuerung erreicht haben?

____

____

____

____

Beschreiben Sie ein Ereignis, wodurch ein Feiertag, Urlaub oder eine andere Feierlichkeit durch den psychischen Missbraucher ruiniert wurde.

____

____

____

____

Welche Maßnahmen können Sie ergreifen, um den nächsten Feiertag, Urlaub oder die nächste Feier zu genießen?

Wie hat der Missbraucher in finanzieller Hinsicht Chaos produziert, entweder durch sehr strenge Ausgabe-Regeln oder durch übermäßige Ausgaben?

Welche Maßnahme können Sie ergreifen, um von finanziellem Missbrauch geheilt zu werden?

Wie hat sich der versteckte Missbrauch auf Ihre körperliche Gesundheit ausgewirkt?

___

___

Welche Maßnahme können Sie ergreifen, um mit Ihrer physischen Heilung zu beginnen?

___

___

___

___

Wie wurde Ihr emotionales Wohlbefinden durch den psychischen Missbraucher beeinflusst?

___

___

___

___

Auf welche Weise können Sie erkennen, dass Ihre emotionale Gesundheit sich erholt?

___

___

___

___

Nennen Sie einen konkreten Gegenstand, der während des Missbrauchs zerstört oder gestohlen wurde!

___

___

___

___

Sie können vielleicht nicht den exakten Gegenstand ersetzen, aber was sind die drei Maßnahmen, die Sie ergreifen können, um den Verlust zu kompensieren? (Beispiel: Wenn ein geliebtes Gemälde zerstört wurde, schauen Sie sich nach einem anderen Kunstwerk um, das Sie anspricht, und kaufen Sie es.)

___

___

___

___

Stufe Sechs: Stabilisierung (Tagebuch)

Nachdem ein Überlebender psychischer Gewalt seine Verzweiflung erkannt hat (Stufe Eins), sich über die Besonderheiten der psychischen Gewalt informiert hat (Stufe Zwei), und in der Phase des Erwachens eine Genesung für möglich erachtet hat (Stufe Drei), Grenzen gesetzt hat (Stufe Vier) und die Wiederherstellung von Verlusten, die während des Missbrauchs erfolgt sind, erlebt hat (Stufe Fünf), ist die letzte Stufe der Genesung von psychischer Gewalt die Stabilisierung. Während dieser sechsten und letzten Stufe kehren die Überlebenden oft bereitwillig zu früheren Stufen zurück und erlangen tiefere Ebenen der Heilung. In der Stufe der Stabilisierung geht es auch darum, dass sie in der Lage sind, gesunde Beziehungen zu erleben und toxische Personen schneller als zuvor zu identifizieren. In dieser Phase genießt ein Überlebender sein wiederhergestelltes Leben in vollen Zügen mit der Zuversicht und der Fähigkeit, sich vor zukünftigem Missbrauch zu schützen.

Willkommen in der letzten Stufe der Heilung! Bedeutet das, dass Sie nun nie mehr mit posttraumatischen Stresssymptomen zu kämpfen haben, nie mehr an den Täter denken und immer fröhlich singend durch die Gegend laufen? Nein, natürlich nicht.

Sie haben es bis zu einem sehr hohen Gipfel geschafft, also machen Sie langsam, damit Sie die Aussicht genießen können. Die Luft ist hier frischer und Ihre Sinne sind geschärft. Das ist der Moment auf dem Weg der Heilung von psychischer Gewalt, an dem die Hingabe an ein bereinigtes Leben zur neuen Norm wird. Wenn Sie diesen Heilungsweg hinter sich gebracht und darum gekämpft haben, Frieden zu finden, werden Sie weniger wahrscheinlich freiwillig zu den Abgründen der Verzweiflung zurückkehren. Ich habe ein Zitat gesehen, das besagt: „Wenn wir wissen, was uns glücklich macht, werden wir nicht zulassen, mit jemandem zusammen zu sein, der uns unglücklich macht." Das ist die Wahrheit.

War das Erreichen von Stufe Sechs: Stabilisierung für Sie anders als erwartet?

____

____

____

____

Welcher war bisher der schwierigste Teil Ihres Heilungsprozesses?

____

____

____

____

Bitte beschreiben Sie, wann Sie im Verhalten einer anderen Person einen Warnhinweis wahrgenommen und eine schnelle Grenze gesetzt haben.

Was war bisher der beste Teil Ihres Genesungsweges?

Wenn Sie einem Überlebenden, der sich am Anfang des Heilungsprozesses befindet, einen Rat geben könnten, welchen würden Sie ihm geben?

Wie werden Sie sich selbst dafür belohnen, dass Sie diesen riesigen Meilenstein Ihres persönlichen Wachstums erreicht haben?

Der Zugang zu Ihnen ist ein Geschenk. Die Möglichkeit, Sie anzurufen, Ihnen zu simsen, Ihnen E-Mails zu schicken, Sie zu treffen, zu Ihnen nach Hause zu kommen und grundsätzlich Raum in Ihrem Leben einzunehmen, muss man sich verdienen und wird nicht einfach gewährt. Zumindest sollte es so sein. Es steht Ihnen frei, nach Belieben auszuwählen.

Nennen Sie bitte drei Personen, die sich durch ihre eigene emotionale Gesundheit das Recht auf Zugang zu Ihnen verdient haben.

____

____

____

____

Nennen Sie bitte drei Personen, die keinen Zugang zu Ihnen haben.

____

____

____

____

Da wir nun unsere gemeinsame Zeit abschließen, ist Folgendes eine großartige Übung für Ihr Tagebuch. Stellen Sie sich die Frage: „Was ist für mich ein qualitativ hochwertiges Leben?“ Bei dieser Frage geht es nicht darum, wie Ihr Leben nach Meinung anderer Menschen aussehen sollte oder auf welche Weise Sie versuchen, mit dem Leben anderer Schritt zu halten. Dies ist eine zutiefst persönliche und individuelle Frage. Oftmals wird ein Leben beschrieben, das eine von früheren Erfahrungen befreiende Funktion hat.

Zu einem qualitativ hochwertigen Leben gehört für mich:

____

____

____

____

Vielen Dank, dass Sie sich die Zeit für das Tagebuch genommen haben. Ich bin überzeugt, dass wir mehr über uns selbst erfahren, wenn wir uns Zeit nehmen, zur Ruhe kommen und nachdenken. Ich möchte Sie noch einmal daran erinnern, einen Blick auf die *Quellen* des Buches zu werfen. Es gibt wunderbare Menschen in der Welt der Heilung von psychischer Gewalt, die das kollektive Wissen zu diesem Thema täglich erweitern.

DANK AN

Meine Klienten, Sie sind für mich wichtiger und liegen mir mehr am Herzen, als Sie es jemals wissen werden. Ich freue mich darauf, Ihnen jeden Tag zu begegnen. Wir lachen oft gemeinsam laut los, ein anderes Mal sitzen wir still beieinander, wenn der Schmerz zu intensiv ist. Sie haben mir so viel beigebracht, und wirklich, Sie haben mein Leben besser gemacht, als es sonst gewesen wäre. Danke, dass Sie mir einen Platz in Ihrer Lebensgeschichte eingeräumt haben.

Autoren, die mir auf meinem eigenen Weg der Heilung geholfen und mich während meiner beruflichen Laufbahn als Therapeutin inspiriert haben: Dr. Susan Forward, Leslie Vernick und Dr. Les Carter.

Jackson MacKenzie für das Schreiben von *Psychopath Free*. Ihr Buch regte mich an, mehr über psychischen Missbrauch und die Auswirkungen auf die Überlebenden zu erfahren. Sie haben eine Frage beantwortet, von der ich nicht einmal wusste, dass ich dazu eine Antwort brauchte. Vielen Dank nicht nur für Ihre anhaltenden Worte der Ermutigung, sondern auch für Ihre unterstützenden Maßnahmen bei der

Verbesserung dieses Buches. Ich bin Ihnen, Kim Luis, und dem gesamten Psychopath Free Team so dankbar. Sie alle haben meine höchste Anerkennung. Sie sind ein Juwel, das den Schmerz genommen und in wahre Schönheit verwandelt hat.

Alle Unterstützer in der Community zur Bewältigung von psychischer Gewalt, die meine Arbeit mit Ihren Followern teilen: Ihre Unterstützung ist eine tägliche Quelle der Ermutigung. Danke für Ihr Engagement in den Blogs und Social-Media-Seiten, die Sie betreiben. Nur andere Unterstützer wissen, wie viel Zeit und Sorgfalt es benötigt, um eine gute Online-Community aufrechtzuerhalten. Danke, dass Sie einen Ort der Heilung für die Überlebenden geschaffen haben und am Leben halten. Lilly Hope Lucario, Sie sind ein leuchtendes Beispiel dafür, was ein gestärktes Opfer erreichen kann. Ihre Lobbyarbeit zur Aufklärung anderer ist bewundernswert.

Ein besonderer Dank geht an Shahida Arabi für ihre Unterstützung und Zusammenarbeit, um Menschen mit der Botschaft der Heilung und Hoffnung zu erreichen. Dank an Dr. Aesha John, Dr. D. Lynn Jackson, das Texas Christian University (TCU) Institutional Review Board und das gesamte TCU Department of Social Work für die Ermutigung zum Forschungsprojekt 2016: *Examining Patterns of Psychological Abuse*.

Cassi Choi als wunderbare Freundin und Herausgeberin: Ich bin wirklich dankbar für dein Engagement. Auch für die langen Stunden, die es gebraucht hat, um meine Gedanken zu entwirren und sie sinnvoll auf Papier zu bringen. Ich schätze deine Geduld bei meinen Bemühungen, die Grammatikregeln zu verstehen, und deine Bereitschaft, mich zu unterstützen, wenn ich einige von ihnen absichtlich ignoriere.

Meine Unternehmerinnen-Vorbilder, Think-Tank-Mitglieder und Quasi-Vorstandsmitglieder: Lauren Midgley, Wendy Knutson und Nicole Smith. Wenn ich über Einzelne nachdenke, die mir geholfen haben, mich zu entfalten und als Geschäftsinhaberin und Frau zu entwickeln, stehen diese fantastischen Frauen ganz oben auf der Liste. Dieses Projekt hätte keine Chance gehabt ohne ihre Klugheit und ihren direkten Input. Sie fordern mich auf eine Art und Weise heraus, die manchmal unbequem ist, und das ist genau die Art von Geschäftspartnerinnen, die jede Unternehmerin in ihrem Leben braucht.

Meine beste Freundin und mein Double, Rhonda Lindley. Dich in meinem Leben zu haben, hat einen Ort tief in meiner Seele geheilt, der wiederhergestellt werden musste. Du hast mir geholfen, mich in der Welt weniger verwaist zu fühlen. Dein schöner Geist, dein Humor und deine Frechheit sind wohltuend erfrischend in schwierigen Zeiten.

Mein Ehemann, Hotstuff, mein lustiger und sanfter Fels in der Brandung. Dein Humor und deine Freude bringen mich jeden Tag zum lächeln. Du kennst das Ausmaß meines eigenen Genesungsweges, das Chaos, das es mit sich bringen kann, wenn man mit einem Überlebenden eines Kindheitstraumas verheiratet ist, und auch die Ganzheit, die durch Heilung entstehen kann. Es gibt einfach keine Worte, um meine Dankbarkeit für deine endlose Geduld und Ermutigung auszudrücken und dafür, dass du nie versucht hast, mir die Flügel zu stutzen. Du hast gesehen, wie ich während unserer Ehe zu einer fast völlig anderen Person aufgeblüht bin. Du bist ein Beispiel für einen Mann, der möchte, dass seine Frau wächst, sich verwandelt und sich zum Besseren verändert, ohne dass er sich von ihrer neu gefundenen inneren Stärke und ihrem unabhängigen Geist bedroht fühlt. Ich bin unendlich dankbar, dass wir uns ausgewählt haben, den Berg gemeinsam zu besteigen.

Mein geliebter Sohn, Baby-face. Ich weiß, du bist kein echtes Baby mehr, aber du wirst immer mein Baby sein. Du bist meine Inspiration. Deine innere Stärke und Reife über dein Alter hinaus sind Eigenschaften, die ich so sehr an dir bewundere. Danke für deine klugen Worte der Ermutigung an mich. Sie waren genau der Auftrieb, den ich während dieses Schreibprojektes brauchte. Du, mein kostbares Baby, hast eine Geschichte in dir, die du mit der Welt teilen kannst. Ich kann es kaum erwarten, eines Tages daran mitzuwirken, dass dies geschieht. Deine Lebensgeschichte muss erzählt werden, damit andere sehen können, dass Liebe heilt.

Shannon Thomas
Psychische Gewalt
Wie Sie versteckten Missbrauch heilen und zurück ins Leben finden
1. Auflage 2020
ISBN 978-3-96257-172-6

Titel der Originalausgabe: Healing from Hidden Abuse

Übersetzung aus dem Englischen: Elisabeth Möller-Giesen
Satz: Narayana Verlag
Coverlayout: Narayana Verlag
Coverabbildung: shutterstock © Patpitchaya

Herausgeber:
Narayana Verlag GmbH, Blumenplatz 2, D-79400 Kandern
Tel.: +49 7626 974 970-0
E-Mail: info@narayana-verlag.de
www.narayana-verlag.de

Stimmen zu *Psychische Gewalt – Wie Sie versteckten Missbrauch heilen und zurück ins Leben finden*

„Mitfühlend und gut recherchiert, eine Pflichtlektüre für jeden, der sich im Heilungsprozess von psychischer Gewalt befindet. Der warmherzige, dialogorientierte Schreibstil und die professionelle Erfahrung der Autorin machen das Buch zu einer perfekten Quelle der Heilung."

—**Jackson MacKenzie**, Autor von *Psychopath Free* und Mitbegründer von PsychopathFree.com, einer Online-Support-Community, die jeden Monat Millionen Überlebende von psychischer Gewalt erreicht.

„Shannon Thomas hat ein wichtiges Buch über etwas sehr Abstoßendes geschrieben, das sich im Verborgenen abspielt und schwer zu beschreiben ist: Psychische Gewalt. Wie kann es sein, dass eine Person so viel Macht erlangen kann, dass sie das Gefühl der Wertschätzung und der Sicherheit sowie die geistige Gesundheit eines anderen Menschen zerstören kann? Shannon erklärt es Ihnen, aber noch wichtiger ist es, dass sie Ihnen einen Plan an die Hand gibt, der Ihnen hilft aufzuwachen, sich zu befreien, zu gesunden und Ihr zerbrochenes Leben neu aufzubauen."

—**Leslie Vernick**, Beraterin, Coach, Referentin und Autorin von *The Emotionally Destructive Marriage* und *The Emotionally Destructive Relationship*.

„Nur wenige Autoren sind in der Lage, Forschung, Erfahrung und intuitives Verständnis miteinander zu verbinden, wie es Shannon Thomas in ihrem bahnbrechenden neuen Buch für Opfer emotionaler und psychischer Traumata gelingt. In *Psychische Gewalt – Wie Sie versteckten Missbrauch heilen und zurück ins Leben finden* zeigt sich nicht nur Shannons Expertise als Therapeutin für Klienten, die unter dem Trauma verdeckter psychischer Gewalt leiden, sondern auch ihr starker, meisterhafter Umgang mit den entscheidenden Fragen, die notwendig sind, um das Trauma aufzuarbeiten und zu heilen … Ich empfehle dieses lebensrettende Buch für Überlebende in hohem Maße."

—**Shahida Arabi**, Autorin von
Becoming the Narcissist's Nightmare: How to Devalue and Discard the Narcissist While Supplying Yourself und Gründerin von Self-Care Haven.

„In ihrem Buch *Psychische Gewalt – Wie Sie versteckten Missbrauch heilen und zurück ins Leben finden* gibt Shannon Thomas kluge Ratschläge und bietet Hoffnung, indem sie den Fokus auf dieses notwendige Thema richtet. Ihr gelingt dies mit klaren Worten und ihre Erklärungen zu den einzelnen Heilungsschritten sind genau richtig. Sie werden nicht nur das Buch als solches hilfreich finden, Shannon Thomas geht noch einen Schritt weiter, indem sie am Ende ein detailliert angeleitetes Tagebuch erstellt hat. Dieses Hilfsmittel ist ein wertvolles Werkzeug für Therapeuten und Klienten."

—**Dr. Les Carter**, Autor von
Enough About You, Let's Talk About Me und Urheberin von MarriagePath.com

WEITERE TITEL IM UNIMEDICA VERLAG

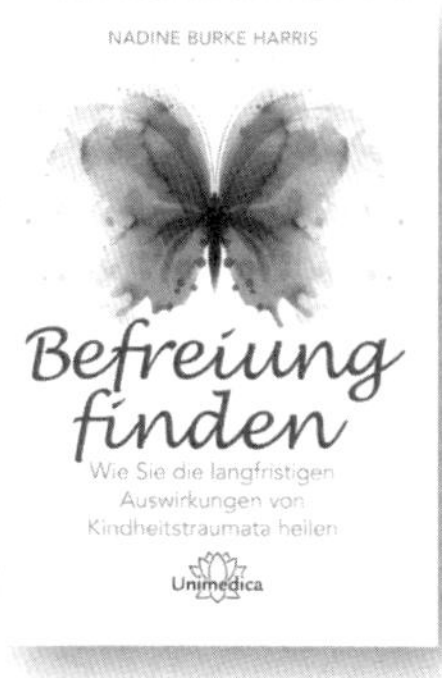

NADINE BURKE HARRIS

Befreiung finden

Wie Sie die langfristigen Auswirkungen von Kindheitstraumata heilen
312 Seiten, geb., € 19,80

Welche Verbindungen bestehen zwischen Kindheitstraumata und chronischem Stress im Erwachsenenalter? Wie können negative Erfahrungen in der Kindheit schwere Krankheiten wie Bluthochdruck, Morbus Basedow, Herzerkrankungen, ADHS oder sogar Alzheimer hervorrufen? Die renommierte Kinderärztin Nadine Burke Harris ist diesen Fragen in beeindruckender Weise auf den Grund gegangen.

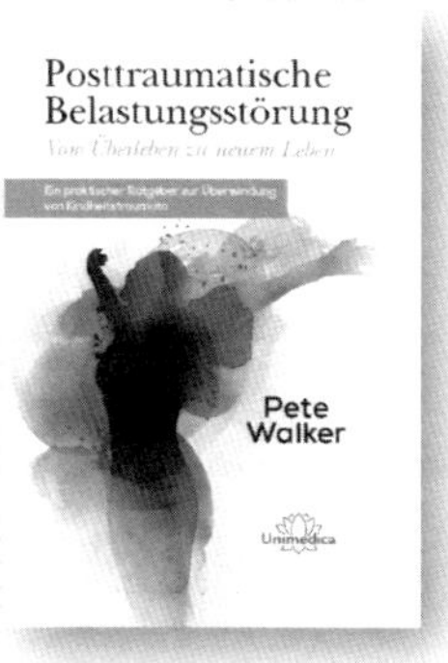

PETE WALKER

Posttraumatische Belastungsstörung – Vom Überleben zu neuem Leben

Ein praktischer Ratgeber zur Überwindung von Kindheitstraumata
360 Seiten, geb., € 22,80

Eine komplexe Posttraumatische Belastungsstörung (K-PTBS) ist weder angeboren noch charakterbedingt. Von dieser grundlegenden These ausgehend, hat der Autor und Therapeut Pete Walker seinen einzigartigen multimodalen Ansatz zur (Selbst-)Hilfe entwickelt, der ihn international bekannt machte. Geschrieben aus der Sicht eines Betroffenen und eines zugleich hoch spezialisierten Therapeuten, vereinigt Walkers Buch Authentizität und fachliche Kompetenz zu einem eigenständigen methodischen Konzept, das unzähligen Betroffenen bereits neue Lebensqualität geschenkt hat.

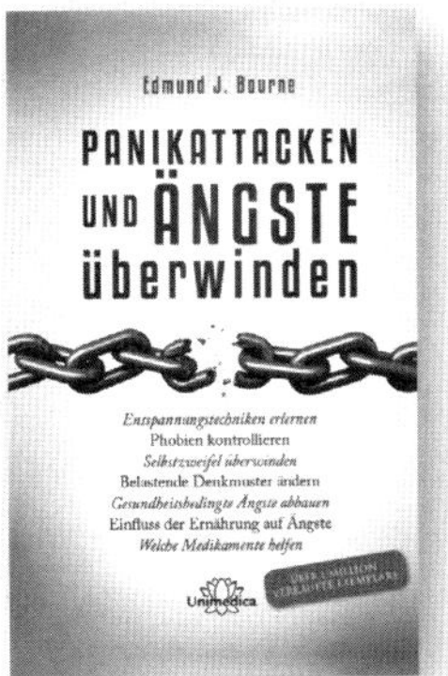

EDMUND J. BOURNE PH.D.

Panikattacken und Ängste überwinden

Entspannungstechniken erlernen, Phobien kontrollieren, Selbstzweifel überwinden, belastende Denkmuster ändern, gesundheitsbedingte Ängste abbauen, Einfluss der Ernährung auf Ängste, welche Medikamente helfen
552 Seiten, geb., € 34,–

Jeder Mensch empfindet ab und zu Angst. Wird sie zur vorherrschenden Emotion, liegt meist eine psychische Störung vor. Bestsellerautor Edmund J. Bourne weiß, die Zunahme der Angststörungen ist die Antwort auf unsere nachlassende Fähigkeit, mit Stress in einer komplexer werdenden Welt umzugehen. Dieses Arbeitsbuch will Betroffenen helfen, ihre Panik, Angst und Phobien besser zu verstehen. Bournes Schritt-für-Schritt-Programm befähigt sie, Angststörung dauerhaft zu besiegen.

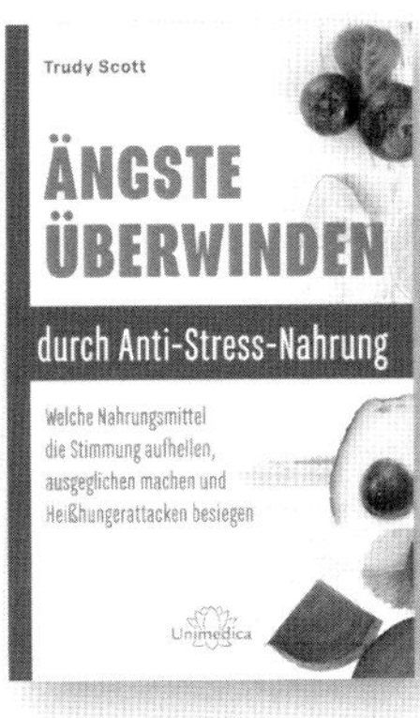

TRUDY SCOTT

Ängste überwinden durch Anti-Stress-Nahrung

Welche Nahrungsmittel die Stimmung aufhellen, ausgeglichen machen und Heißhungerattacken besiegen
240 Seiten, geb., € 19,80

Dieses Werk revolutioniert die Angsttherapie. Nicht durch weitere Medikamente, sondern durch eine spezifische Ernährung mit hochwirksamen Mineralstoffen und Vitaminen. Trudy Scott, Ernährungsberaterin und einst selbst von Ängsten betroffen, konnte bereits Tausenden helfen, Schlafstörungen, Depressionen und Angstzustände durch ihre Anti-Angst-Diät spürbar zu mildern oder sogar komplett zu heilen. Die Erfolgsautorin zeigt, dass es einen direkten Zusammenhang gibt zwischen dem, was wir essen, und wie wir uns fühlen. Dieses Buch macht jedem Hoffnung, sein Leben selbst in die Hand nehmen.

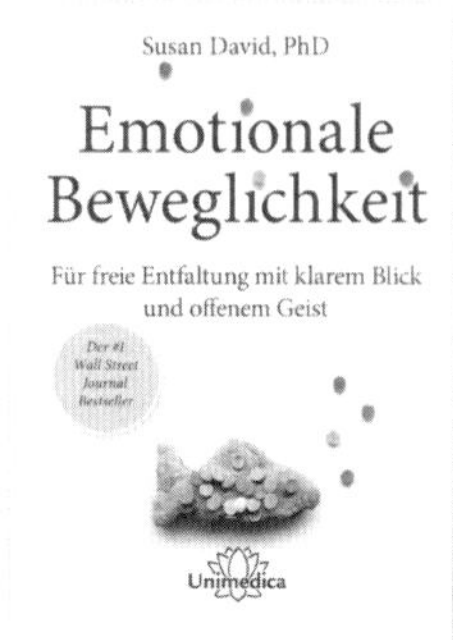

SUSAN DAVID

Emotionale Beweglichkeit

Für freie Entfaltung mit klarem Blick und offenem Geist
336 Seiten, kart., € 22,80

Der Weg zur persönlichen und beruflichen Erfüllung verläuft selten geradlinig. Diejenigen, die ihre größten Ziele erreicht haben oder in glücklichen Beziehungen leben, haben immer auch Geschichten über unerwartete Irrwege auf Lager. Was zeichnet diese Menschen aus? Die Antwort ist: Beweglichkeit – emotionale Beweglichkeit. „Emotionale Beweglichkeit", der #1 Bestseller des Wall Street Journals, umfasst einen revolutionären, wissenschaftlich fundierten Ansatz, der es uns ermöglicht, den Wendungen des Lebens mit Selbstakzeptanz, Klarheit und einem offenen Geist zu begegnen.

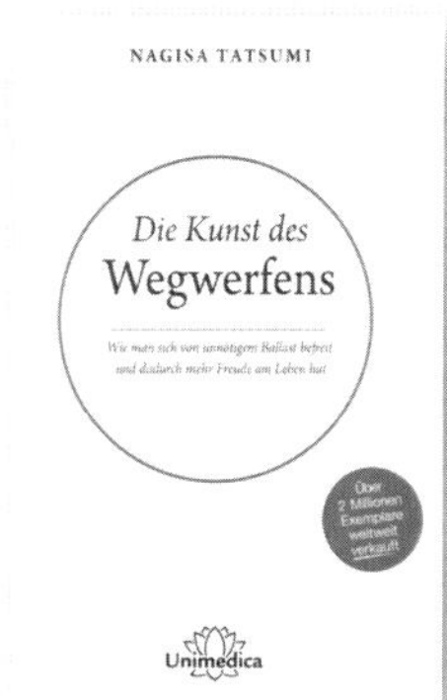

NAGISA TATSUMI

Die Kunst des Wegwerfens

Wie man sich von unnötigem Ballast befreit und dadurch mehr Freude am Leben hat. Über 2 Millionen Exemplare weltweit verkauft.
160 Seiten, kart., € 16,80

Der Bestseller von Nagisa Tatsumi ist zum Auslöser einer weltweiten und extrem erfolgreichen Aufräum- und Ordnungsbewegung geworden. Erfahren Sie, weshalb wir zwanghaft Berge nutzloser Gegenstände anhäufen, warum es uns schwer fällt, überflüssige Dinge wegzuwerfen und wie wir lernen, konsequent auszusortieren und unser Leben zu entschlacken. Nagisa Tatsumi zeigt, dass man sich mit ein paar Tricks vom Ballast überflüssiger Sachen nachhaltig befreien kann. Zehn einfache Grundregeln führen in die Kunst des Entrümpelns ohne Reue ein.

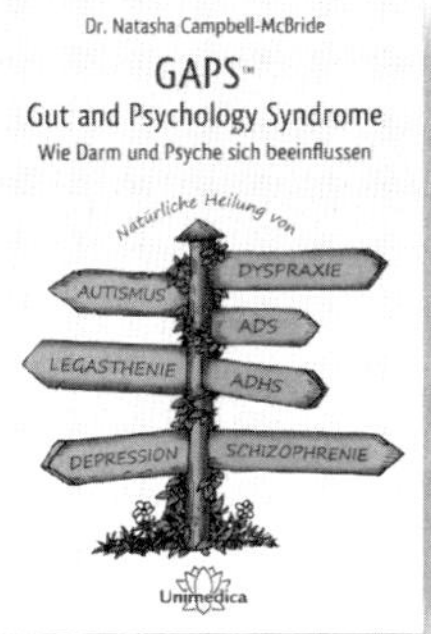

NATASHA CAMPBELL-MCBRIDE

GAPS – Gut and Psychology Syndrome

Wie Darm und Psyche sich beeinflussen.

Natürliche Heilung von Autismus, AD(H)S, Dyspraxie, Legasthenie, Depression und Schizophrenie

512 Seiten, geb., € 26,–

Die GAPS-Diät ist das legendäre Ernährungsprogramm für verschiedenste Formen von Autismus, ADHS, Lernstörungen, Depression und Schizophrenie. Die Ärztin Dr. Natasha Campbell-McBride entdeckte in jahrelanger Forschungsarbeit den direkten Zusammenhang zwischen psychischen Störungen, unserer Ernährung und dem Verdauungssystem. Viele der Betroffenen haben Essstörungen, ernähren sich einseitig und leiden unter einer kranken Darmflora. Das Werk ermöglicht Betroffenen, die Heilung selbst in die Hand zu nehmen.

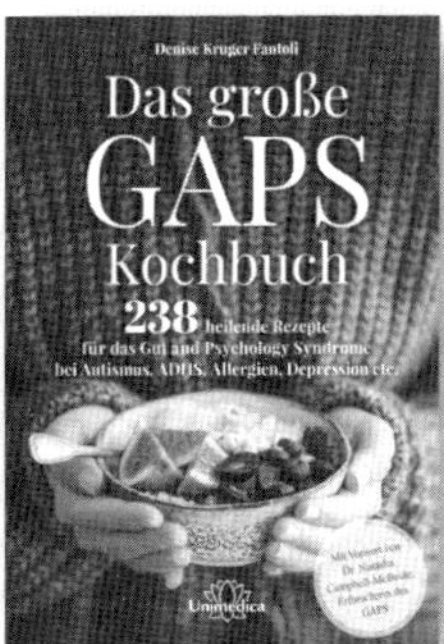

DENISE KRUGER FANTOLI

Das große GAPS Kochbuch

238 heilende Rezepte für das Gut and Psychology Syndrome gegen Autismus, ADHS, Allergien, Depressionen etc. Mit Vorwort von Dr. Natasha Campbell-McBride, Erforscherin des GAPS.

313 Seiten, geb., € 34,80

Mit der GAPS-Diät chronische Krankheiten heilen – wie dies möglich ist zeigt uns Denise Krüger Fantoli in ihrem großen GAPS Kochbuch. Anhand von 238 Rezepten lässt sich das legendäre Ernährungsprogramm einfach und nachhaltig im Alltag umsetzen. Das Kochbuch baut auf der revolutionären Forschung von Dr. Natasha Campbell-McBride zum Gut and Psychology Syndrome (GAPS) auf. Bereits seit 20 Jahren erforscht die Neurologin und Ernährungswissenschaftlerin den Zusammenhang von psychischen Störungen, unserer Ernährung und dem Verdauungssystem.